Sonja Fröse

100 Tipps für ambulante Pflegekräfte

Sonja Fröse

100 Tipps
für ambulante Pflegekräfte

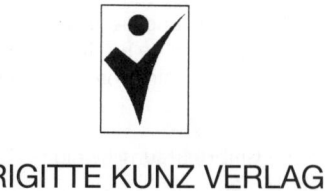

BRIGITTE KUNZ VERLAG

Bibliografische Information der Deutschen Nationalbibliothek
Die Deutsche Nationalbibliothek verzeichnet diese Publikation in der Deutschen Nationalbibliografie; detaillierte bibliografische Daten sind im Internet über http://dnb.ddb.de abrufbar.

ISBN: 978-3-89993-453-3

Autorin:

Sonja Fröse
Bergstraße 19/1
10115 Berlin

Sonja Fröse ist Krankenschwester und Qualitätsbeauftragte.
Sie arbeitet derzeit als Pflegedienstleitung in der ambulanten Pflege in Berlin.

Mehr wissen – besser pflegen!

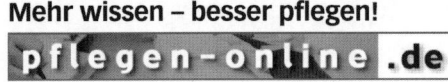

Besuchen Sie unser Pflegeportal im Internet.

2009. Nachdruck der 1. Auflage von 2007

© 2009 Schlütersche Verlagsgesellschaft mbH & Co. KG,
   Hans-Böckler-Allee 7, 30173 Hannover

Satz: PER Medien+Marketing GmbH, Braunschweig
Druck: Druck Thiebes GmbH, Hagen

Inhalt

Vorwort

Nach meiner Ausbildung zur Krankenschwester wollte ich nie in die ambulante Pflege. Eine Stelle im Krankenhaus wäre mir lieber gewesen, am besten auf einer internistischen Station. Nur weil ich eine solche Stelle nicht bekommen habe, bin ich in der ambulanten Pflege gelandet – und finde es mittlerweile toll!

Am Anfang hatte ich wenig bis gar keine Ahnung von den Aufgaben in der ambulanten Pflege. Vieles war so anders als im Krankenhaus. Während meiner Ausbildung hatte ich zum Beispiel mit Haushaltsführung nichts zu tun und war immer Teil eines Teams gewesen. Nun fuhr ich im Auto zu den Patienten, die Kunden oder Klienten hießen und hatte sie allein zu versorgen. Ich fühlte mich als Einzelkämpfer im negativen Sinne.

Mir stellten sich Fragen und Probleme, mit denen ich im stationären Alltag nie konfrontiert wurde: Was koche ich dem älteren Herrn, der nie seine Zahnprothese trägt, sich aber ein Schnitzel wünscht? Soll ich wirklich unverrichteter Dinge gehen, wenn mir eine Dame mit sichtbar fettigem Haar sagt, dass sie keine Hilfe bei der Körperpflege braucht?

Für Pflegekräfte, die sich (noch) nicht entschließen können, in die ambulante Pflege zu wechseln und für Pflegekräfte, die noch den einen oder anderen Hinweis und Tipp kennenlernen möchten, habe ich die Ergebnisse meiner Erfahrungen und Recherchen in diesem Buch zusammengefasst.

Natürlich würde ich mich freuen, wenn dieses Buch auch Chefs, Geschäftsführer und andere beteiligte Berufsgruppen anspricht!

Berlin, im Januar 2007   Sonja Fröse

1 Arbeitsmaterialien und arbeitserleichternde Hilfsmittel

Von Gürteltaschen und Klientenliftern

Tipp 1: Ihre Grundausstattung

Legen Sie sich für Ihre Tour eine Tasche (noch besser einen Rucksack) zu, wenn dies Ihr Arbeitgeber nicht schon erledigt hat. Achten Sie jedoch auch darauf, nicht zu viel mit sich herumzutragen. Sie werden merken, dass die Tasche im Laufe der Zeit von allein voller und schwerer wird. Kontrollieren und »entrümpeln« Sie den Tascheninhalt deshalb einmal im Monat. Ihre »Grundausstattung« sollte Folgendes enthalten:

*   Handschuhe in Ihrer Größe
*   Händedesinfektionsmittel
*   Überschuhe (vor allem im Winter)
*   Hand-/Hautschutzcreme
*   Blutdruckmessgerät und Stethoskop
*   Kugelschreiber und Dokumentationsblätter
*   Notizzettel/Post-it/Oktavheft
*   Stadtplan

Des Weiteren können Sie dabeihaben:

*   Informationsflyer des Pflegedienstes
*   Blutzuckermessgerät (hauptsächlich für examiniertes Personal)
*   Körperwaage (in einer separaten Tasche und nur bei Bedarf)
*   Thermometer und Schutzhüllen
*   Einmalschürze
*   Maßband
*   Kleines Verbandsset mit Schere
*   Spritzen, Kanülen und Alkoholtupfer (für examiniertes Personal)
*   Kleine Taschenlampe (vor allem im Winter)
*   (Dienst-)Handy
*   Wichtige Telefonnummern (am besten im Handy gespeichert)
*   Taschenrechner (ist im Handy meist enthalten)
*   Digitalkamera zur Wunddokumentation (für examiniertes Personal und ebenfalls in vielen Handys enthalten)
*   Türschlossenteiser

Ihre persönlichen Utensilien wie Ausweis, Führerschein, Geld, Kosmetika usw. sollten Sie entweder in die Tourentasche bzw. -rucksack packen oder in eine **Gürteltasche**, in der Sie alles »am Mann« tragen können. Ihre private Tasche sollten Sie im Büro zurücklassen, sofern es dort abschließbare Fächer gibt.

Ähnlich wie Pflegematerial und Pflegehilfsmittel sollte auch das Material zur Behandlungspflege (Verbandsmaterial und Spritzen, aber auch Medikamente) beim Klienten vor Ort gelagert werden. Ausnahmen sind zum Beispiel demente Klienten oder »Messies«. Messies sind Menschen, die keinerlei Ordnung halten können und oft in einem schier unglaublichen Chaos leben.

Bei diesem Klientel können Sie entweder die benötigten Materialien zu jedem Einsatz mitbringen oder Sie schaffen für den Klienten eine **abschließbare Geldkassette** an, in der Sie alles Benötigte verstauen. Achten Sie dann aber auch darauf, dass die Kassette immer ausreichend gefüllt ist.

Tipp 2: Grundsätzliches zur Begrüßung und zum Einsatzbeginn

* Der Einsatz beginnt an der Wohnungstür des Klienten. Die eventuell zeitaufwendige Parkplatzsuche geht nicht von der Einsatzzeit des Klienten ab.
* Sie sollten in jedem Fall an der Tür klingeln, auch wenn Sie einen Schlüssel für die Wohnungstür haben, damit dem Klienten Ihr Kommen angekündigt wird. Es ist ein Zeichen des Respekts und der Wahrung der Intimität der eigenen Häuslichkeit des Klienten.
* Halten Sie vereinbarte Klingelzeichen auch ein.
* Vor allem im Herbst und Winter sollten Sie sich die Schuhe gründlich vor der Tür abtreten, ggf. Überschuhe tragen.
* Gerade bei längeren Einsätzen sollten Sie Ihre Jacke ordentlich an der Garderobe aufhängen. Es signalisiert dem Klienten, dass Sie jetzt da sind und Zeit für ihn haben.
* Stellen Sie sich mit Namen vor, eventuell auch täglich, tragen Sie ein Namensschild und/oder schreiben Sie dem Klienten Ihren Namen auf. Der Klient sollte die Möglichkeit haben, Sie namentlich ansprechen zu können.
* Begrüßen Sie den Klienten und eventuell Angehörige gleich bei Ihrem Eintreffen in der Wohnung.
* Sehen Sie gleich zu Beginn des Einsatzes in die Dokumentation, ob Besonderheiten oder Zustandsveränderungen zu beachten sind.
* Lassen Sie sich vom Klienten über Wohlbefinden, Schlaf oder weiteren Tagesablauf informieren, um eventuelle Auffälligkeiten und Veränderungen dokumentieren zu können.

Tipp 3: Was Sie zum Thema »Umgang mit Schlüsseln« wissen sollten

Die Haus- und Wohnungstürschlüssel der Klienten, kurz Klientenschlüssel, müssen, so wird es im »*Erhebungsbogen zur Qualitätsprüfung im Pflegedienst*« des MDK unter Punkt 2.1 »Räumliche Ausstattung« gefordert, in einem Schlüsselschrank für Unbefugte unzugänglich verwahrt werden **und** es darf für Unbefugte nicht erkennbar sein, welchem Klienten der Schlüssel zugeordnet ist.

Üblich ist ein Anhänger mit einer Nummernbezeichnung für die Schlüssel. Aus einer separat aufbewahrten Schlüsselliste ist ersichtlich, welcher Schlüssel welchem Klienten zugeordnet ist. Gehen Sie bei der Nummernverteilung **nicht** der Reihe nach vor, sondern folgen Sie dem »Zufallsprinzip«.

Führen Sie ein Schlüsselprotokoll, aus dem sich herauslesen lässt, wer wann welchen Schlüssel genommen und wieder zurückgebracht hat.

Lassen Sie sich die Schlüsselaushändigung und -rückgabe vom und an den Klienten, Angehörigen oder Rechtsbetreuer immer schriftlich quittieren.

Für Klientenschlüssel gilt: Es sollten so viele Schlüssel vorhanden sein, dass für jede Tour ein eigener Schlüssel vorhanden ist. Ist dies nicht der Fall und können auch keine Schlüssel nachgemacht werden, müssen sich die Touren einen Schlüssel teilen. Diese Schlüssel sollten Sie besonders kenntlich machen, entweder durch einen andersfarbigen Anhänger oder eine spezielle Kette.

Fassen Sie mehrere Klientenschlüssel an einer Kette oder einem großen Ring zusammen. Ich bevorzuge eine Kette, die mit einem Karabinerhaken an der Tourentasche oder an einer Gürtelschlaufe meiner Hose befestigt ist. So kann mir kein Schlüssel in einen Gully oder Lüftungsschacht usw. fallen.

Ist ein Schlüssel verlorengegangen, sollte zuerst geklärt werden, ob die weitere Versorgung des Klienten gesichert ist. Kommen Sie oder Ihre Kollegen noch in die Wohnung des Klienten? Ist dies nicht der Fall, muss die Wohnungstür des Klienten durch einen Schlüsseldienst geöffnet werden.

Lassen Sie so schnell wie möglich das Wohnungstürschloss und eventuell auch das Haustürschloss erneuern. Melden Sie den Verlust dem Hauswart bzw. Vermieter oder der zuständigen Betreuungsfirma.

Auf der Rückseite des Schlüsselanhängers sollten Sie die Telefonnummer des Pflegedienstes eingravieren lassen. So können sich Finder von verlorenen Schlüsseln melden.

Bei Verlust des **Büroschlüssels** müssen Sie sofort der Geschäftsführung oder Pflegedienstleitung Bescheid geben, damit die Firmendaten und das Firmeneigentum gesichert werden können.

Verlieren Sie den Autoschlüssel und verfügt der Wagen über eine elektronische Wegfahrsperre, müssen Sie diese sofort in einer Fachwerkstatt elektronisch sperren lassen, ähnlich wie bei einer Girokontokarte.

Bei Fahrzeugen ohne elektronische Wegfahrsperre lassen Sie sofort die Schlösser austauschen.

Generelle Hinweise zum sicheren Umgang mit Schlüsseln:
- Schlüssel nicht mit Anhängern versehen, auf denen ersichtlich ist, zu welchem Schloss sie gehören.
- Schlüssel nicht im Schloss stecken lassen.
- Schlüssel nicht in Jackentaschen verwahren und die Jacke unbeaufsichtigt liegen lassen.
- (Nicht benötigte) Schlüssel nicht unbeaufsichtigt im Auto liegen lassen.
- Schlüssel zur Übergabe nicht in einen ungesicherten Briefkasten werfen. Besser irgendwo persönlich hinterlegen, z. B. bei einer Tankstelle oder bei einer Werkstatt.

Tipp 4: Was Sie zum Thema »Pflegehilfsmittel« wissen sollten

»Versicherte haben Anspruch auf Versorgung mit ... Hilfsmitteln, die im Einzelfall erforderlich sind, um den Erfolg der Krankenbehandlung sichern ... Der Anspruch umfasst auch die notwendige Änderung, Instandsetzung und Ersatzbeschaffung von Hilfsmitteln sowie die Ausbildung in ihrem Gebrauch« (SGB V § 33, Abs. 1).
- »Hilfsmittel sind sächliche medizinische Leistungen« (§ 33, Abs. 1, SGB V).
- Das Verschreiben von Hilfsmitteln fällt **nicht** in die Budgetierung der Ärzte.
- Die Pflegekasse übernimmt die Kosten unabhängig von der Pflegestufe des Klienten.
- Bei Ablehnung kann Widerspruch eingelegt werden.
- Das Hilfsmittelverzeichnis wird von den Spitzenverbänden der Krankenkassen erstellt und enthält ca. 30.000 Hilfsmittel.

Es wird in »zum Verbrauch bestimmte Hilfsmittel«, »technische Hilfsmittel« und »Pflegehilfsmittel« unterschieden. Tabelle 1 nennt einige Beispiele.

Tabelle 1: Beispiele für Hilfsmittel.

Pflegehilfsmittel	Hilfsmittel zum Verbrauch	Technische Hilfsmittel
Brille, Hörgerät, Zahnprothesen, Badewannenlift, Drehscheibe, Toilettenstuhl, Bettdusche	Absaugkatheter, Desinfektionsmittel, Mundschutz, Trachealkanülen, Insulin-Kunststoffspritzen, Ernährungsbeutel, Netzhosen, Beinbeutel mit/ohne Ablauf, Stomaartikel, Einmalkatheter, saugende Bettschutzeinlagen, Inkontinenzmaterial	Pflegebett und Ausstattung (Lagerungskissen und -rolle), Gehwagen und Gehgestelle, Hebegeräte, Notrufsysteme

- Blättern Sie regelmäßig in Hilfsmittelkatalogen, um sich zu informieren, welche Hilfsmittel es gibt und unter welchen Umständen diese eingesetzt werden können, da Sie damit arbeiten werden.

- Lassen Sie sich von Mitarbeitern eines Sanitätshauses beraten, welche Neuerungen auf den Markt kommen, welche Erfahrungen über bestimmte Hilfsmittel vorliegen, welche Unterschiede es zum Beispiel bei Badewannenliftern gibt usw.
- Die Hilfsmittelfirma, die den Klienten beliefert hat, ist dazu verpflichtet, das Hilfsmittel auch zu warten, einzustellen und die Handhabung zu demonstrieren und zu schulen.

Auf dem Hilfsmittelrezept muss das Feld »7« angekreuzt werden. Entweder kann die Produktart genannt werden oder die entsprechende siebenstellige Positionsnummer, dazu die Diagnose, die das Hilfsmittel nötig macht und die Zweckbestimmung. Je detaillierter das Hilfsmittel auf dem Rezept beschrieben ist, desto besser, da Sie dann später keinen Ärger mit falschem oder unpassendem Gerät haben.

Zum Beispiel:
- Toilettenstuhl, feststehend bei Bewegungseinschränkung aufgrund Osteoporose
- Kopfwaschbecken fürs Bett, aufblasbar bei Dauerbettlägerigkeit

Für jedes Hilfsmittel muss ein separates Rezept ausgeschrieben werden. Der Klient bezahlt bei vorhandener Zuzahlungsbefreiung nichts, sonst bis 10 Euro oder 20 % des Anschaffungspreises. Zu den Hilfsmitteln gehören auch Brillen und Zahnprothesen. Hier ist die Neuanschaffung von einer Genehmigung der Kostenübernahme der jeweiligen Krankenkasse abhängig.

Tipp 5: Was Sie zum Thema »Liftersysteme« wissen sollten

In Deutschland ist der Einsatz von Liftersystemen noch nicht so weit verbreitet wie zum Beispiel in Skandinavien und Großbritannien, wo die rückenschonende Arbeitsweise der Mitarbeiter regelmäßig überprüft wird.

Liftersysteme ermöglichen einen sicheren Transport zwischen Bett/Rollstuhl, Rollstuhl/Badewanne, Bett/Fußboden usw. Die Gefahr eines Sturzes bei der Mobilisation bestimmter Klienten ist hoch. Liftersysteme sind vor allem bei übergewichtigen und immobilen (sowohl bei erhöhtem als auch bei verringertem Muskelspannungstonus) Klienten indiziert. Es gibt zwei Arten von Liftersystemen, die stationären und die mobilen.

Stationäre Liftersysteme:
- sind zimmerübergreifend fest an der Zimmerdecke installiert;
- ermöglichen auch einen Transfer zu Einbaubadewannen;
- entlasten die Pflegekraft vom Fahren und Lenken des Lifters;
- vermitteln dem Klienten ein größeres Sicherheitsgefühl;

- verursachen keine ruckartigen oder schaukelnden Bewegungen beim Manövrieren;
- werden zu fast 100 Prozent benutzt (vgl. *Strandberg* et al. 1990).

Mobile Liftersysteme:
- werden dort eingesetzt, wo ein stationäres Liftersystem nicht möglich ist, (z. B. zu geringe Traglast der Zimmerdecke, Einbau vom Vermieter unerwünscht oder Lifter nur vorübergehend nötig);
- werden nur zu rund 60 Prozent genutzt (vgl. *Strandberg* et al. 1990).

Zudem besteht die Möglichkeit, ein Gestell um das Bett zu errichten und sozusagen ein mobiles mit einem stationären System zu kombinieren.

Die Belastungen im Lendenwirbelsäulenbereich des Pflegepersonals werden durch das Heben mit einem Deckenlifter im Vergleich zum korrekt ausgeführten manuellen Heben um zwei Drittel reduziert (vgl. *Zhuang* et al. 1999).

Liftersysteme sind Hilfsmittel. Dem Hilfsmittelrezept sollte immer eine schriftliche Erklärung zur häuslichen Wohnsituation beigefügt werden, die die Notwendigkeit eines Liftersystems und die Wahl eines bestimmten Modells erklärt.

2 Arbeitsplatz und Schnittstelle »Ambulante Pflege«

Von Fensterbrettern und Physiotherapeuten

Tipp 6: Aufbewahrungsorte für die Dokumentation

Auf dem Wohnzimmerschrank. Der Klassiker, dort liegt sie meistens.

Beim Fernseher. Auch sehr beliebt und gut zu finden.

Im Wohnzimmerschrank. Auch gut, weil Besucher dann nicht sofort wissen, dass ein Pflegedienst kommt und die Dokumentation vor Staub, Schmutz und Rauch geschützt ist.

Auf dem Schreibtisch. Der beste Platz, weil hier meist eine gute Beleuchtung und eine adäquate Sitzposition beim Schreiben vorhanden sind.

Im Schlafzimmer auf dem Kleiderschrank bzw. auf einer Kommode. Meist bei Klienten, die morgens Hilfe am Bett erhalten. Ein diskreter Ort zur Aufbewahrung der Dokumentation, da das Schlafzimmer der Raum mit der größten Privatsphäre ist.

Die Küche. Als Aufbewahrungsort ungeeignet, wenn darin gekocht und gebraten wird. Ist das nicht der Fall, so kann die Dokumentation auch dort aufbewahrt werden.

Auf dem Sofa. Dort liegt die Dokumentation meist bei Klienten, die nicht so ordnungs-liebend sind. Teilweise liegt noch ein Kissen drauf und die Suche beginnt. Finden Sie mit dem Klienten möglichst schnell einen besseren Aufbewahrungsort.

Auf dem Fensterbrett. Ein ungeeigneter Platz, da bei undichten Fenstern mit Feuchtig-keit gerechnet werden muss und sich das Plastik im Sommer bei starker Sonnenein-strahlung verziehen kann.

Tipp 7: Was Sie zum Thema »Physiotherapie« wissen sollten

In Deutschland hat der Begriff »Physiotherapie« im Rahmen einer Novellierung der Berufsgesetze 1994 bundesweit den Begriff »Krankengymnastik« abgelöst. Außerdem passt der Begriff »Physiotherapie« besser in den internationalen Sprachgebrauch und zur Zusammenführung der west- und ostdeutschen Heilberufe nach der Wiederverei-nigung.

Im Rahmen einer ressourcenorientierten und aktivierenden Pflege sollten Sie bei Bedarf dafür sorgen, dass Ihr Klient Physiotherapie erhält.

- Kommt der Physiotherapeut zu Ihrem Klienten nach Hause, sprechen Sie rechtzeitig die »Einsatzzeiten« ab, damit Sie sich nicht im Weg stehen.
- Lassen Sie sich regelmäßig vom Klienten oder Physiotherapeuten über den aktu-ellen Stand informieren.
- Erklären Sie dem Physiotherapeuten, wo er in Ihre Dokumentation schreiben kann.

Der Klient erhält meist ein Rezept für sechs Anwendungen; dann erfolgt eine Überprü-fung durch den verschreibenden Arzt, ob die Anwendungen zu einem Ergebnis geführt haben. Physiotherapie zählt zu den Heilmitteln.

Tipp 8: Was Sie zum Thema »Heilmittel« wissen sollten

»Heilmittel werden eingesetzt, um Krankheiten zu heilen, ihre Verschlimmerung zu verhindern oder Krankheitsbeschwerden zu lindern. Zu Heilmitteln gehören Dienstleis-tungen wie zum Beispiel physikalische Therapie (Massagen, Krankengymnastik), die Stimm-, Sprech- und Sprachtherapie und die Ergotherapie. Diese werden von zugelas-senen Heilmittelerbringern nach einer ärztlichen Verordnung geleistet« (vgl. *Bundes-ministerium für Gesundheit* 2006).

Maßnahmen der physikalischen Therapie sind z. B. Massagetherapie, Bewegungs-therapie, Traktionsbehandlung, Elektrotherapie, Kohlensäurebäder, Inhalationstherapie usw. Maßnahmen der Stimm-, Sprech- und Sprachtherapie sind z. B. Lautübungen. Maßnahmen der Ergotherapie sind z. B. motorisch-funktionelle Behandlung, Hirnleis-tungstraining, psychisch-funktionelle Behandlung usw.

* Der Klient benötigt vom Haus- oder Facharzt ein Rezept über das verordnete Heilmittel.
* Der Klient hat 10 % der Kosten des Heilmittels **und** 10 Euro je Verordnung zu zahlen.

Tipp 9:   Was Sie zum Thema »Wohnraumanpassung« wissen sollten

»Die Pflegeversicherung gewährt finanzielle Zuschüsse für Maßnahmen zur Verbesserung des individuellen Wohnumfeldes, beispielsweise für technische Hilfen im Haushalt wie festinstallierte Rampen, Verbreiterung der Türen, Entfernen von Türschwellen, Umbauten in Badezimmern und Küchen, Einbau eines Treppenlifts oder Sitzlifts, wenn dadurch im Einzelfall die häusliche Pflege ermöglicht oder erheblich erleichtert oder eine möglichst selbständige Lebensführung des Pflegebedürftigen wiederhergestellt wird« (§ 40, Abs. 4, SGB XI).

Voraussetzung für diese Zuschüsse ist eine vorhandene Pflegestufe, dann werden bis zu 2.557 Euro pro Maßnahme bewilligt. Bei erneutem Bedarf kann ein neuer Antrag gestellt werden. Vom Pflegebedürftigen wird ein Eigenanteil in Höhe von 10 % der Kosten verlangt, höchstens jedoch 50 % seiner monatlichen Einkünfte. Ändert sich die Pflegesituation und werden weitere Maßnahmen notwendig, handelt es sich um eine neue Maßnahme. Bei einigen Pflegekassen genügt ein formloses Anschreiben als Antrag.

3   Zeitmanagement

Von zusätzlichen Aufgaben und der (verdienten) Pause

Tipp 10: Wie Sie Ihre Arbeitszeit effektiv(er) einteilen können

Aufgrund der Eigenarten von bestimmten Klienten werden Sie nicht alle Möglichkeiten, um Zeit und/oder Benzin zu sparen, anwenden können, auch wenn Sie lange darüber nachgedacht haben und stolz auf Ihre Vorschläge sind. Ärgern Sie sich nicht, das ändert auch nichts. Die effektive Zeiteinteilung der Tour ist an äußere Faktoren gekoppelt:

* Geplante Eintreffzeit und Verweildauer beim Klienten
* Wegstrecken
* Öffnungszeiten von Arztpraxen

- Individuelle Wünsche der Klienten
- Sonderaufgaben wie Wagenpflege oder Arztbesuche

Diese Dinge stellen Ihre Rahmenbedingungen dar und sind nicht oder nicht einfach veränderbar. Trotz dieser Rahmenbedingungen können Sie Zeit, Nerven und Benzin sparen:

- Wenn Sie eine feste Tour mit stets gleichen Klienten haben, können Sie besser planen, als wenn Sie ständig neue Klienten und Touren haben.
- Ein Springer, der ständig wechselnde Touren fährt, kann von den »Stammpflegekräften« profitieren, wenn diese eine möglichst präzise Übergabe machen. Hier haben sich Einsatzablaufpläne bewährt.
- Zeit können Sie vor allem dadurch effektiv nutzen, indem Sie die Wegezeiten auf ein Minimum reduzieren. Legen Sie zum Beispiel den Einkauf von zwei Klienten zusammen; legen Sie Arztgänge zum Abholen von Rezepten, Verordnungen und Überweisungen möglichst auf denselben Tag.
- Geben Sie alle Rezepte in derselben Apotheke ab.
- Fragen Sie auch Ihre Kollegen, ob diese etwas vom Arzt brauchen.
- Bestellen Sie Rezepte und Verordnungen frühzeitig telefonisch, am besten schon einen Tag früher.
- Lassen Sie sich Einkaufszettel von Kollegen mitbringen oder bereits am Vortag schreiben und nehmen Sie diese mit.
- Arbeiten mit aufwendiger Vor- oder Nachbereitungszeit sollten Sie möglichst reduzieren. Zum Beispiel beim Reinigen der Wohnung: Wischen Sie diese an einem Tag komplett feucht durch und staubsaugen Sie am anderen Tag, so müssen Sie den Staubsauger und das Putzzeug nur einmal holen und wegpacken.
- Versuchen Sie möglichst vorausschauend zu planen, vor allem im Hinblick auf Wochenende und Feiertage. Außerplanmäßige Arbeiten benötigen unnötige Zeit und Energie. Schieben Sie Arbeiten nicht auf »die lange Bank« und erledigen Sie Dinge nicht »auf den letzten Drücker«, das geht meistens schief.
- Nutzen Sie Ihr Handy, um Ihre Klienten darüber zu informieren, wann genau Sie bei ihnen sein werden, so können sich einige schon anziehen, wenn sie gemeinsam einkaufen oder zum Arzt gehen möchten. Andere Klienten können schon Badewasser einlaufen lassen oder ihre Beine abwickeln und ein Fußbad machen.
- Achten Sie darauf, mit welchen Klienten Sie solche Verabredungen treffen. Falls der Klient damit überfordert ist, sich gehetzt fühlt oder damit nicht zurechtkommt, müssen Sie diese Verabredungen sofort einstellen und wieder zu festgelegten Zeiten kommen.
- Merken oder notieren Sie sich Stoßzeiten bei Ärzten, in Geschäften, der Waschanlage usw. und umgehen Sie diese beim nächsten Mal.

• Schreiben Sie sich Öffnungs- und Urlaubszeiten von allen Beteiligten (Ärzte, Angehörige, Physiotherapie usw.) auf.
• Führen Sie alle Telefonnummern mit sich, entweder gespeichert im Handy oder nutzen Sie ein kleines Oktavheft (DIN A 6), dann haben Sie alles auf einen Blick.

Tipp 11: Wie Sie es schaffen, zusätzliche Aufgaben zu erledigen

Zu Ihren Einsätzen bei den Klienten können noch zusätzliche Aufgaben auf Sie zukommen, zum Beispiel:
• Wagenpflege
• Krankenhausbesuche
• Postgänge
• Apothekengänge
• Arztgänge
• Erstbesuche (nur examinierte Pflegekräfte)
• Pflegeberatungsbesuche (nur examinierte Pflegekräfte)

Ein großer Vorteil ist es, die Öffnungszeiten zu kennen und zu wissen, wo sich Post, Praxis etc. befinden, um nicht vor verschlossener Tür zu stehen oder stundenlang durch die Stadt zu fahren. Außerdem können Sie den Lieferservice von Apotheken nutzen, um Medikamente direkt zum Klienten oder in Ihr Büro liefern zu lassen.
Planen Sie für Besorgungen ausreichend bzw. lieber etwas mehr Zeit ein. Legen Sie gemeinsam mit der Einsatzleitung einen Tag in der Woche fest, an dem Sie weniger Leistungen oder nur kurzzeitige Leistungskomplexe bei den Klienten erbringen, damit Sie Zeit für zusätzliche Aufgaben haben.

Tipp 12: Wie Sie während der Tour etwas Gutes für sich tun können

Für Ihre Nerven:
• Versuchen Sie ausgeglichen und selbstsicher zu bleiben, indem Sie bei Stress nicht sofort reagieren, sondern erstmal ruhig aus- und einatmen.
• Motivieren Sie sich selbst, in dem Sie an etwas Schönes denken (Autosuggestion = bedeutet das Hervorrufen von Gedanken, Gefühlen oder Verhaltensweisen durch gezielte geistig-seelische Beeinflussung).
• Rufen Sie sich ins Gedächtnis, was Ihnen an Ihrem Beruf Spaß macht.
• Gönnen Sie sich eine kurze Verschnaufpause.
• Sprechen Sie mit Kollegen oder Bekannten über belastende Situationen.
• Schließen Sie Autofenster und -türen, bevor Sie lauthals losschimpfen ...

Für gute Laune:
- Kurbeln Sie an einem sonnigen Tag das Fenster herunter und lehnen Sie Ihren Arm raus, genießen Sie den Fahrwind.
- Schauen Sie in den Spiegel und lachen Sie einfach los. Klingt blöd – hilft aber (Autosuggestion).
- Hören Sie Musik und singen oder pfeifen Sie mit, während Sie von einem Klienten zum anderen fahren.
- Nehmen Sie Ihre Lieblingsmusik mit.
- Fragen Sie Ihren Klienten, ob er ein schönes Lied kennt und es für Sie singen würde.
- Fragen Sie Ihren Klienten, ob er einen Witz kennt oder erzählen Sie einen.

Bei eisiger Kälte:
- Nehmen Sie eine Thermoskanne mit Heißgetränk mit.
- Tragen Sie Spezialunterwäsche.
- Tragen Sie Mütze, Schal und Handschuhe und pfeifen Sie aufs elegante Aussehen.
- Tragen Sie Oberbekleidung, die die Nieren bedeckt, auch bei Bewegung.
- Cremen Sie sich Gesicht und Hände regelmäßig mit Fettcreme ein.
- Achten Sie darauf, dass keine kalte Luft unter die Jacke oder in die Ärmel ziehen kann.
- Lassen Sie Ihre Schuhe und Jacke gegen Feuchtigkeit imprägnieren.
- Benutzen Sie Taschenwärmer (gibt's z. B. in Outdoorgeschäften).
- Benutzen Sie im Auto eine Wärmflasche oder Decke.

Bei sommerlicher Hitze:
- Trinken Sie viel.
- Tragen Sie eine Kopfbedeckung.
- Spülen Sie Ihren Pulsbereich mit kaltem Wasser.
- Tragen Sie helle, leichte und luftdurchlässige Kleidung.
- Besprühen Sie sich das Gesicht mit erfrischenden Sprays (z. B. aus der Apotheke oder der Drogerie).
- Verwenden Sie Sonnenblenden/Sonnenschutzfolie für die Autoscheiben.
- Nehmen Sie Kleidung zum Wechseln mit und ziehen Sie sich bei einem Klienten um.
- Benutzen Sie Deos oder Feuchttücher.
- Tragen Sie lieber luftige Sandalen (auf festen Sitz achten!) statt Turnschuhe.
- Cremen Sie sich vor Dienstbeginn mit Sonnencreme ein.
- Starten Sie möglichst früh in den Frühdienst (mit Klienten und Einsatzleitung abstimmen).

Bei (starkem) Regen:
- Tragen Sie wasserfeste Schuhe und eine Jacke mit Kapuze.
- Krempeln Sie lange Hosenbeine hoch.
- Nehmen Sie ein Handtuch mit oder lassen Sie sich eines geben.

Für Ihre Gesundheit:
- Verzichten Sie mal ganz bewusst auf den Fahrstuhl und steigen Sie Treppen.
- Fordern Sie Hilfsmittel nicht nur an, sondern benutzen Sie sie auch! Arbeiten Sie auch mal mit einer zweiten Pflegekraft, oder bitten Sie, wenn möglich, Angehörige um Hilfe.
- Trinken Sie ausreichend während der Tour (vorher die Sauberkeit der Kliententoiletten überprüfen und ggf. auf Restaurants/Cafés/Bistros oder Tankstellen ausweichen, Toilette im Büro nutzen).
- Nehmen Sie in der Pause eine Mahlzeit zu sich.
- Achten Sie auf gesunde Kost.
- Tragen Sie den »Zwiebellook«: Verschiedene Schichten von Kleidung, die Sie bei Bedarf ausziehen können. Das ist vor allem im Herbst und Frühling wichtig.

Für Ihren Geldbeutel:
- Nehmen Sie Pausenmahlzeiten von zu Hause mit.
- Führen Sie dienstliche Telefonate nur mit dem Diensthandy.
- Nehmen Sie nur wenig Geld mit. Wenn Sie nichts dabei haben, können Sie auch nichts ausgeben.

Für Ihre Bildung:
- Hören Sie gute Sendungen im Autoradio.
- Lesen Sie ein Buch oder eine Zeitung während der Bus-/Bahnfahrt.
- Hören Sie ein Hörbuch.
- Lesen Sie dem Klienten Schlagzeilen aus der Zeitung vor.
- Schauen/Hören Sie mit dem Klienten Nachrichten (evtl. erklären).
- Fragen Sie den Klienten nach Nachrichten.
- Lassen Sie den Klienten über frühere Ereignisse (Kriegserlebnisse, eigene Hochzeit) erzählen.
- Fragen Sie Angehörige, die kulturelle Ereignisse besucht haben, wie es war.
- Besuchen Sie Fortbildungen.
- Lesen Sie Fachzeitschriften und Bücher.
- Surfen Sie im Internet (z. B. nach beruflichen Nachrichten).

Tipp 13: Wie Sie Ihre Pause mit größerem Erholungsfaktor verbringen können

»Die Arbeit ist durch im Voraus feststehende Ruhepausen von mindestens 30 Minuten bei einer Arbeitszeit von mehr als sechs bis zu neun Stunden und 45 Minuten bei einer Arbeitszeit von mehr als neun Stunden insgesamt zu unterbrechen. Die Ruhepausen nach Satz 1 können in Zeitabschnitte von jeweils mindestens 15 Minuten aufgeteilt werden. Länger als sechs Stunden hintereinander dürfen Arbeitnehmer nicht ohne Ruhepausen beschäftigt werden« (§ 4 Arbeitszeitgesetz).

Wenn Sie Pause machen, sollten Sie darauf achten, die Zeit sinnvoll und erholsam zu verbringen. Planen Sie Ihre Pausenzeiten sorgfältig und achten Sie darauf, dass Sie sie auch wirklich einhalten.

Tabelle 2: Pausenbeschäftigungen.

Was Sie machen können	Was Sie lassen sollten
Gehen Sie durch eine Grünanlage.	Die Pause bei einem Klienten verbringen.
Setzen Sie sich auf eine Parkbank.	Die Pause im Auto sitzend verbringen.
Hören Sie Musik oder Nachrichten.	Die Pause »verfahren«.
Lesen Sie ein Buch, Zeitung, Zeitschrift oder Katalog.	Weder essen noch trinken.
Machen Sie einen Schaufensterbummel.	Telefonate erledigen.
Setzen Sie sich in ein Café/Bistro.	Arzt-/Apothekenbesuche erledigen.
Essen Sie in Ruhe Ihre Pausenmahlzeit.	
Schalten Sie gedanklich ab von Pflege, Klienten und Terminen.	
Telefonieren Sie mit Freunden, Ihren Kindern oder Ihrem Partner.	
Verbringen Sie Pausen mit Kollegen gemeinsam (vorher telefonisch Termin und Treffpunkt vereinbaren).	

Tipp 14: Wie und weshalb Sie den Kontakt zu Ihren Kollegen pflegen sollten

Vielleicht wird in Ihrer Firma Kollegialität und Teamwork seitens der Geschäftsführung und der Pflegedienstleitung deutlich unterstützt und gefördert, indem regelmäßige Teamsitzungen und -besprechungen, gemeinsame Fortbildungen usw. stattfinden.

Ist dies nicht der Fall, liegt es nur in Ihrem Interesse, dies zu ändern und ein kollegiales Teamverhältnis zu Ihren Kollegen aufzubauen, damit Ihnen

- im Notfall,
- bei Personalengpässen,
- bei Vertretungen,
- bei Sonderaufgaben wie der Fahrt zur Autowerkstatt oder
- bei Notwendigkeit einer zweiten Pflegekraft

möglichst schnell geholfen wird.

Hier einige Themenvorschläge, um ins Gespräch zu kommen:

- Stellen Sie sich vor (mindestens Vor- und Zuname, Ausbildung, Arbeitsbeginn und feste Tour/Springer), sobald sie ein unbekanntes Gesicht sehen.
- Fragen Sie nach den Klienten Ihrer Kollegen.
- Fragen Sie nach Parkmöglichkeiten, günstigen Tankstellen, guten Bäckereien usw.
- Fragen Sie, wie lange die Kollegin schon im Betrieb arbeitet.
- Erzählen Sie, wieso Sie für diesen Pflegedienst arbeiten (wollen).
- Bedanken Sie sich für übernommene Aufgaben oder Anregungen.
- Grüßen Sie immer freundlich, wenn Sie eine Kollegin sehen.
- Fragen Sie, ob Sie helfen können.
- Teilen Sie kleine Geschenke wie Schokolade oder Bonbons, die Sie von Klienten bekommen haben, mit Ihren Kollegen.

4 Pflegemaßnahmen vor Ort – nach den AEDL

4.1 AEDL »Kommunizieren«
Von Quasselstrippen und stummen Fischen

Tipp 15: Wie Sie redselige Klienten unterbrechen können

Es gibt meiner Erfahrung nach zwei Arten von redseligen Klienten. Die, die von sich, ihrem Leben und Erlebten erzählen und die, die Sie nach Ihrem (Privat)Leben, der Arbeit und der Firma ausfragen. Letztere sollten Sie um den Ruf Ihrer Firma willen unterbrechen und die Klienten der »ersten Sorte«, damit Sie wieder aus der Wohnung kommen und weiterarbeiten können. Außerdem sollten Sie eine paar Regeln beherzigen:

- Teilen Sie Ihren Klienten generell nicht den aktuellen Krankenstand, Kündigungen oder andere firmeninternen Angelegenheiten mit.
- Geben Sie keine Auskünfte über das Privatleben Ihrer Kollegen.
- Sprechen Sie über möglichst neutrale Themen wie Wetter, Fernsehen, Haushalt, Haustiere, Zimmerpflanzen, Thema des Einsatzes usw.
- Überlegen Sie genau, was Sie den Klienten aus Ihrem Privatleben mitteilen wollen und was nicht.

Tabelle 3 zeigt Ihnen einige Sätze, die sich gut dazu eignen, allzu redselige Klienten zu unterbrechen, ohne sie damit vor den Kopf zu stoßen.

Tabelle 3: So stoppen Sie den Redefluss.

Sagen Sie nicht:	Sagen Sie lieber:
»Ich habe keine Zeit.« »Ich habe heute wenig(er) Zeit.« »Ich muss jetzt (leider) weiter.«	»Ich habe noch einen Termin.«
»Ich komme morgen zur gleichen Zeit wie heute.«	»Ich versuche morgen, zur gleichen Zeit zu kommen.«
»Bei Ihnen finde ich nie einen Parkplatz.«	»Ich habe noch einen Parkplatz gesucht.«
»Heute ist nur Stress.« »Heute ist der Wurm drin.« »Heute ist total viel zu tun, alle sind krank.« »Der Nächste wartet schon auf mich.«	»Kann ich noch etwas für Sie tun? Ansonsten fahre ich jetzt weiter.« »Ich gehe jetzt, aber wir reden morgen weiter.«
»Schwester X hat keine Ahnung.«	»Dazu kann ich nichts sagen.« »Haben Sie den Eindruck?«

Tipp 16: Wie Sie ruhige Klienten zum Erzählen bringen können

Schweigend, aber in intimer Nähe mit und am Klienten zu arbeiten, ist auch keine Freude. Außerdem müssen Sie miteinander reden. Sie wollen schließlich etwas von dem Klienten erfahren, müssen für die Biografie und Pflegeplanung seine Vorlieben und Abneigungen kennen und niederschreiben. Dazu brauchen Sie Informationen. Und das können Sie tun, um ein Gespräch in Gang zu bringen:

- Stellen Sie sich immer mit Namen vor, damit der Klient Sie als Ansprechpartner benennen kann.
- Tragen Sie ein Namensschild.
- Sprechen Sie mit ruhiger Stimmlage und angemessener Lautstärke.
- Setzen Sie sich während des Gesprächs hin.
- Signalisieren Sie, dass Sie Zeit haben.

- Fragen Sie den Klienten nach besonderen Erlebnissen.
- Stellen Sie offene Fragen wie »Wie war ihr heutiger Tag?«, »Was machen Sie heute noch?«, »Was haben Sie bei der Physiotherapie alles gemacht?« usw.
- Finden Sie ein gemeinsames Lieblingsthema.
- Ist ein Haustier vorhanden, suchen Sie hierüber den Kontakt zum Klienten.
- Lassen Sie sich Gegenstände aus der Wohnung erklären.

Tipp 17: Was Sie zum Thema »Hörgeräte« wissen sollten

Man unterscheidet zwei Arten von Hörgeräten: Im-Ohr-Geräte und Hinter-dem-Ohr-Geräte. Damit die Hörgeräte möglichst lange und möglichst einwandfrei funktionieren, benötigen sie Pflege:

- Achten Sie darauf, dass das Hörgerät nicht eingesetzt ist, wenn Sie Haarpflegeprodukte verwenden.
- Achten Sie auf die tägliche Reinigung des Hörgeräts. Entweder befreien Sie es mit einem weichen Tuch vom Cerumen (Ohrenschmalz) oder Sie benutzen dafür spezielle Reinigungstabletten.
- Achten Sie auf die regelmäßige Entfeuchtung des Hörgeräts (am besten täglich). Hierfür gibt es spezielle Dosen oder Beutel.
- Achten Sie darauf, dass immer Ersatzbatterien im Hause sind.
- Achten Sie darauf, dass das Hörgerät beim Baden, Duschen oder Schwimmen nicht eingesetzt ist.
- Achten Sie darauf, dass das Hörgerät keiner starken Hitze ausgesetzt ist (z. B. Fön) (vgl. Forum besser hören 2006).

Tipp 18: Weshalb Sie auf das Tragen
von Brille und Hörgerät achten sollten

Sie wundern sich, dass Ihr Klient Sie nicht erkennt? Sie sprechen extra laut, damit er Sie auch versteht? Vielleicht braucht er einfach eine neue Brille oder er hat sein Hörgerät nicht eingesetzt. Interessanterweise wird Zahnprothesen sowohl bei der Pflege als auch bei der Nutzung viel mehr Aufmerksamkeit geschenkt als der Brille oder den Hörgeräten, dabei sind die Einschränkungen des Sehens und Hörens äußerst wichtig, was die Sicherheit und Lebensqualität Ihres Klienten angeht. Fragen Sie also nach, ob eine Brille oder ein Hörgerät vorhanden ist und sorgen Sie dafür, dass diese Hilfsmittel vorhanden, funktionstüchtig und passend sind.

- Drückt das Hilfsmittel, so lassen Sie es anpassen.
- Ist beispielsweise die Batterie des Hörgeräts leer, besorgen Sie Ersatz.
- Gleicht das Hilfsmittel die Beeinträchtigung nicht mehr aus, bemühen Sie sich um Ersatz.

Tipp 19: Was Sie zum Thema »Post von Klienten« wissen sollten

»Das Briefgeheimnis sowie das Post- und Fernmeldegeheimnis sind unverletzlich« (Art. 10, Abs. 1 Grundgesetz).

»Wer unbefugt,

1. einen verschlossenen Brief oder ein anderes verschlossenes Schriftstück, die nicht zu seiner Kenntnis bestimmt sind, öffnet oder
2. sich vom Inhalt eines solchen Schriftstücks ohne Öffnung des Verschlusses unter Anwendung technischer Mittel Kenntnis verschafft, wird mit Freiheitsstrafe bis zu einem Jahr oder mit Geldstrafe bestraft, ...« (§ 202 StGB).

- Das Briefgeheimnis ist Bestandteil der Grundrechte. Sie dürfen die Post eines Klienten nicht einfach öffnen, nur weil Sie glauben, dass er damit einverstanden sein wird.
- In einem Kuvert verschlossene Werbepost darf nicht einfach entsorgt werden, sie ist wie normale Post zu behandeln.
- Bringen Sie nach Rücksprache mit dem Klienten Aufkleber mit der Aufschrift »Keine Werbung« am Briefkasten an.
- Das Postgeheimnis bezieht sich im Gegensatz zum Briefgeheimnis auf alle Postsendungen.
- Bei Blinden und Sehbeeinträchtigten können Sie nach Absprache den Brief vorlesen.
- Hinterlegen Sie Briefe entweder gut sichtbar in der Wohnung oder schicken Sie sie an den Rechtsbetreuer oder Angehörige weiter.

Tipp 20: Warum Ihr Klient sein Telefon behalten sollte

- Der Klient kann von Angehörigen, Arzt, Hauswart usw. angerufen werden.
- Der Klient kann mit Ihrer Hilfe telefonieren und so den Kontakt z. B. zu Angehörigen beibehalten.
- Sie können den Klient anrufen.
- Sie können von dort Anrufe für ihn tätigen (Hauswart, Arzt usw.).

4.2 AEDL »Sich bewegen«
Von Stürzen und anderen Risiken

Tipp 21: Was zur Einschätzung des Sturzrisikos dazuzählt

»Ein Sturz ist jedes Ereignis, in dessen Folge eine Person unbeabsichtigt auf dem Boden oder auf einer tieferen Ebene zu liegen kommt« (DNQP 2006).

Vermehrte häusliche Stürze führen häufig zur Aufgabe der eigenen Häuslichkeit und zum Einzug ins Heim. Neben dem Klassiker wie rutschende Brücken und Teppiche oder losen Teppichböden gehören auch freiliegende Kabel (Telefon, Strom), Schwellen und Unebenheiten des Bodens zu den bekanntesten Sturzrisiken. Weitere Risikofaktoren:

- Fehlende oder mangelhafte Beleuchtung
- Vermehrtes, nächtliches Wasserlassen
- Schwindel oder Kreislaufprobleme
- Schlechte Sehkraft
- Ungenügende Sehhilfe
- Hohes Alter
- Schlecht sitzendes Schuhwerk (zu groß, zu klein)
- Unpassendes Schuhwerk, z. B. Latschen
- Zu lange Kleidung
- Vorangegangene Stürze
- Mentaler, psychischer Zustand, z. B. Depression
- Menge der einzunehmenden Medikamente
- Nichtbenutzen von Hilfsmitteln
- Mangelhafte Balance
- Mangelhafte Kraft
- Krankheiten des Bewegungsapparats (z. B. Rheuma)

Tipp 22: Bauen Sie die Mobilisation in den Alltag ein

Aus welchem Grund sollte ein Klient auf dem Flur auf und ab gehen, wo es doch durchaus sinnvollere Gründe gibt, sich zu bewegen? Erklären Sie pflegenden Angehörigen, dass es motivierender sein kann, sich aus gutem Grund zu bewegen und probieren Sie es bei Ihren Klienten aus. Hier ein paar Beispiele:

- Gang zum Briefkasten evtl. mit Treppensteigen
- Frühstück im bequemen Fernsehsessel einnehmen statt im Bett
- Grundpflege am Waschbecken auf dem Stuhl statt im Bett
- Rundgang durch die Wohnung

* Besuch des Gartens zu jeder Jahreszeit
* Besuch in der Küche, wenn gekocht wird (riecht so gut)
* Gang zum Fenster (was geht draußen vor sich?)
* Besuch des Nachbarn

Tipp 23: Kreative Vorschläge, wenn benötigtes Material fehlt

Tabelle 4: Fehlende Mobilisationshilfen und die Alternativen.

Fehlender Artikel	Alternative
Lagerungskissen, Lagerungsschlauch	Sofakissen, Handtücher, Badetücher, Heimdecken/Tagesdecken
Gehstock	Stockschirm, Unterarmgehstütze

Diese Alternativen sind kein dauerhafter Ersatz, sondern nur eine Notlösung für den akuten Fall! Sie sollten so schnell wie möglich das benötigte Material besorgen!

4.3 AEDL »Vitale Funktionen des Lebens aufrechterhalten« Von Traubenzucker und Sauerstoffgeräten

Tipp 24: Wie häufig Sie messen sollten

Wenn vom Arzt keine Anordnung zur Häufigkeit getroffen wurde und Sie routinemäßig messen (wollen), lässt sich keine feste Regel, Vereinbarung oder gar ein Gesetz finden.

In den ambulanten Pflegediensten, in denen ich gearbeitet habe, wurden in der Regel bei jedem Klienten mindestens einmal pro Woche Blutdruck und Puls gemessen bzw. die Messung angeboten, egal, welche Leistungen vereinbart wurden und wie alt die Klienten waren.

Hier ist fraglich, ob zum Beispiel bei einem 30-jährigen Mann, der die Hilfe des Pflegedienstes in Anspruch nimmt, weil er sich beide Handgelenke gebrochen hat, regelmäßig der Blutdruck gemessen werden muss. Sie sollten individuell, nach Absprache mit Ihrer Einsatzleitung oder Pflegedienstleitung, entscheiden bei welchen Klienten Sie wann welchen Vitalwert messen.

Ich kann jedoch den Grund der Anordnung verstehen. Denn je häufiger Personalwechsel stattfinden und je mehr Kollegen zum Klienten fahren, desto mehr verlässt sich der eine auf den anderen und so ist auch nach einem Vierteljahr nur ein einziger Messwert bekannt, der wenig nützt, weil man keinen Vergleichswert hat.

Bei Auffälligkeiten, Medikamentenveränderungen, Angabe von Herz-Kreislauf- oder Atembeschwerden und bekannten Vorerkrankungen sollten Sie regelmäßig messen. Geben Sie die Werte in regelmäßigen Abständen, bei Bedarf wöchentlich oder häufiger, an die Hausärzte weiter.

Je nach Erkrankung sollten Sie auch Vitalwerte bestimmen, die nicht angeordnet sind, die Ihnen jedoch helfen, die Situation besser einschätzen zu können, zum Beispiel Messung des Bein- oder Bauchumfangs.

Tipp 25: Wie Sie Fehlerquellen vermeiden

Beim Blutdruckmessen können folgende Fehler auftreten:
• Unpassende Manschette (zu schmal bei adipösen Klienten, zu weit bei kachektischen)
• Zu schnelles Ablassen der Luft
• Falsche Platzierung der Manschette
• Klient bewegt Arm (stark) während der Messung
• Keine Eichung des Geräts
• Häufige Messung in kurzen Abständen

Beim Blutzuckermessen können folgende Fehler auftreten:
• Schmutzige, verklebte Finger
• Zu wenig Blut auf dem Teststreifen
• Zu viel Gewebewasser, weil »gequetscht« wurde
• Falsche Codierung des Messgeräts
• Abgelaufene Teststreifen
• Batterie des Messgeräts ist bald leer

Bei der Körpergewichtsbestimmung können folgende Fehler auftreten:
• Klient kann nicht frei stehen, hält sich fest
• Klient steht nicht ruhig
• Klient wird zu unterschiedlichen Tageszeiten gewogen
• Klient wird mit unterschiedlichen Körperwaagen gemessen
• Körperwaage defekt (häufig bei elektronischen Körperwaagen)
• Unkorrektes Ablesen des Messwertes, z. B. von der Seite
• Wechselnde Kleidung, z. B. schwerere Hausschuhe, Straßenschuhe

Bei der Bauch- oder Beinumfangmessung können folgende Fehler auftreten:
- Unterschiedliche Messstellen
- Ungenaues Ablesen des Messwertes
- Unleserliche Skalierung des Messbandes
- Messband reicht nicht, Ansetzfehler

Tipp 26: Wie Sie beratend eingreifen können

Misst Ihr Klient seine Vitalwerte selbst, sollten Sie Ihm beratend zur Seite stehen.
- Erklären Sie, dass zu häufiges Messen eher kontraproduktiv ist.
- Fragen Sie den Arzt, wie häufig Ihr Klient messen soll und welche Werte gemessen werden sollen.
- Ihr Klient sollte auf die Fehlerquellen achten und Toleranzwerte kennen.
- Lassen Sie sich selbst gemessene Werte zeigen.

4.4 AEDL »Sich pflegen«
Von Babyöl und »wasserscheuen Klienten«

Tipp 27: Babypflegeprodukte in der ambulanten Pflege

Sicher kennen Sie auch den Werbeslogan: »Was für Kinder gut ist, kann für Erwachsene nicht schlecht sein.« Es gibt eine Vielzahl von Hautpflegeprodukten auf dem Markt, aber nicht alle eignen sich für die meist trockene Haut von alten (und kranken) Menschen. Dazu kommt, dass Sie auf den Preis, die Wirksamkeit und auf die Ergiebigkeit achten sollten.
Babyöl ist empfehlenswert, denn es
- ist extra fein gefiltert (raffiniert) und entspricht dem deutschen Arzneibuch;
- ist frei von Farb- und Konservierungsstoffen;
- hat eine reinigende Wirkung (vor allem Verkrustungen im Intim-, Nasen- und Augenbereich);
- fettet die Haut in einem Umfang zurück, wie es keine Creme oder Lotion schafft;
- ist als Badezusatz verwendbar;
- ist für ältere und trockene Haut eine reichhaltige Pflege;
- ist, je nach Bedarf und Verträglichkeit, mit einigen Tropfen reinem ätherischen Öl in geringer Dosis mischbar (z. B. zweiprozentige Lösung auf 10 ml Babyöl entspricht fünf bis sechs Tropfen ätherischem Öl) (vgl. www.penaten.de).

Die Haut im Intimbereich von inkontinenten Klienten muss besonders gepflegt werden. Vor allem bei geschlossenen Inkontinenzeinlagen sollten Sie täglich Baby-Wundschutzcreme auftragen. Die darin enthaltenen Wirkstoffe Zinkoxid und Lanolin schützen die Haut.

Babysonnencremes haben einen Lichtschutzfaktor von bis zu 40. Bei ähnlich hohen Lichtschutzfaktoren müssten Sie sonst auf Produkte aus der Apotheke zurückgreifen, die meist viel teurer sind. Gerade bei Ausflügen an heißen, sonnigen Tagen sollte bei älteren Menschen auf einen ausreichenden Hautschutz geachtet werden. Ältere Menschen (vor allem mit dünner oder fehlender Kopfbehaarung) müssen zudem mit einer Kopfbedeckung geschützt werden.

Bei Klienten, die gern und häufig baden, lohnt es sich, ein Baby-Badethermometer anzuschaffen, damit das Badewasser weder zu heiß noch zu kalt ist. Auch bei Erwachsenen liegt die Badewassertemperatur um 38° Celsius.

Tipp 28: Küchenpapier statt Toilettenpapier bei Bettlägerigen

Im Krankenhaus und Altenheim gibt es Zellstoffpapier, das bei der Intimhygiene von Bettlägerigen genommen wird, weil Toilettenpapier in diesem Fall unhandlich und unwirtschaftlich ist. Im häuslichen Bereich wird meist herkömmliches Toilettenpapier benutzt.

Kriterien, die an Toilettenpapier gestellt werden, sind gute Handhabung, Umwelt- und Hautverträglichkeit, ein faires Preis-/Leistungsverhältnis, Reißfestigkeit auch bei Nässe, hohe Reinigungskraft und Weichheit (vgl. Stiftung Warentest).

Das Küchenpapier wird (fast) all diesen Anforderungen gerecht. Wenn Sie bei bettlägerigen Klienten Küchenpapier für die Intimhygiene nutzen, erhalten Sie eine sehr gut handhabbare und durch das Preis-/Leistungsverhältnis attraktive Alternative zu Toilettenpapier, Einmalwaschlappen oder Babyfeuchttüchern.

Sie sollten die unbedruckten Varianten der Küchentücher bevorzugen, um evtl. Allergien vorzubeugen. Beachten Sie, dass es durch die gröbere Struktur des Küchenpapiers bei sehr empfindlicher Haut zu Hautschädigungen kommen kann, deshalb reiben und rubbeln Sie damit nicht fest über die Haut. Tränken oder besprühen Sie das Küchenpapier vorher mit Wasser oder Öl.

Tipp 29: Wellness für Ihre Klienten

Sicher würden Sie auch den Gang zur Kosmetikerin, ein duftendes und hautverwöhnendes Schaumbad oder das angenehme Gefühl einer Kopfmassage beim Haarewaschen genießen. Viele solcher Wellness-Angeboten kann Ihr Klient heute nicht mehr nutzen oder hat es sich früher nicht gegönnt, wobei Wellness nicht nur die Körperpflege betrifft, sondern auch die mentale Ebene, die Seele, ansprechen soll.

Wellness für Ihren Klienten heißt:
- Achten Sie auf die richtige Badewassertemperatur.
- Geben Sie Ihrem Klienten beim Baden einige Minuten, um sich im Wasser wohlzu-fühlen, zu entspannen, zu genießen und gedanklich etwas abschalten zu können.
- Beraten Sie Ihren Klienten, was es an Badewasserzusätzen gibt.
- Beraten Sie Ihren Klienten bezüglich Hautpflegeprodukte.
- Wärmen Sie das Badetuch etwas an.
- Bringen Sie das Badezimmer auf eine angenehme Temperatur.
- Geben Sie Ihrem Klienten ein kleines Kissen oder gefaltetes Handtuch als Kopf-stütze während des Bades.
- Massieren Sie beim Haarewaschen mit sanftem Druck die Kopfhaut.
- Lassen Sie Ihren Klienten eine Haarkur oder Gesichtsmaske machen.
- Achten Sie darauf, dass der Klient ganz mit Wasser umgeben ist
- Bewegen Sie mit großflächigen Bewegungen und sanftem Druck den Waschlappen über die zu waschenden Körperstellen.
- Benutzen Sie beim Waschen einen Jaffa-Schwamm oder einen Waschhandschuh, dadurch wird der Massageeffekt verstärkt.
- Seien Sie beim Eincremen behilflich, vor allem an Füßen und Rücken (Massage-effekt).
- Achten Sie auf bequeme Kleidung und Schuhwerk bei Ihrem Klienten.
- Achten Sie auf eine ruhige, stressfreie Atmosphäre.
- Schalten Sie eventuell das Radio an und tragen Sie es ins Badezimmer.
- Tragen Sie auf Wunsch Ihrer Klientinnen Nagellack auf.

Tipp 30: Was Sie zum Thema »Fußpflege« wissen sollten

Es ist nirgends geregelt, dass Sie als Pflegekraft keine Fußpflege durchführen und keine Zehennägel schneiden dürfen. Die Entscheidung, keine Fußpflege durchzufüh-ren, ist also Ihnen oder Ihrem Arbeitgeber überlassen. In manchen Pflegediensten bezieht sich die Anweisung, keine Fußpflege durchzuführen, nur auf Diabetiker, Klien-ten mit Durchblutungsstörungen und Klienten, die antikoaguliert werden.
Beraten und beobachten Sie Ihre Klienten (nicht nur Diabetiker) bezüglich
- passendem Schuhwerk,
- passenden Strümpfen,
- Fußpflegeprodukten,
- möglichst weicher Haut an den Füßen,
- regelmäßigem Wechsel der Strümpfe,
- Benutzen von Baumwollstrümpfen.

Wenn Sie eine Fußpflegekraft (kein gesetzlich geschützter Titel wie examinierte Krankenschwester) an Ihre Klienten vermitteln möchten, beachten Sie bitte Folgendes:
* Sprechen Sie vor der ersten Vermittlung über Konditionen (Preis/Leistung) und Service.
* Überprüfen Sie Kompetenz und Freundlichkeit der Fußpflegekraft.
* Die Fußpflegekraft sollte wissen, ob der Klient zum Beispiel Diabetiker ist, sich nach dem Haus- oder Facharzt erkundigen und eine Karteikarte für den Klienten anlegen.
* Halten Sie telefonischen oder schriftlichen (per Zettel beim Klienten) Kontakt und lassen Sie sich eine »Übergabe« machen.
* Lassen Sie sich neu vereinbarte Termine nennen.

Diabetiker können sich seit dem 1. Juli 2002 von ihrem Facharzt eine Verordnung über fußtherapeutische Maßnahmen ausstellen lassen, deren Kosten von den Krankenkassen übernommen werden. Bedingung ist jedoch, dass die Behandlung durch eine/n Podologen/in (zweijährige Ausbildung mit Staatsexamen) durchgeführt wird. Es können nur Nagelbehandlungen und Hornhautbehandlungen vorgenommen werden, wenn ein Fußstadium Wagner null vorliegt. Zudem muss der Klient 15 % der Kosten zuzahlen (vgl. *Uphoff* 2006).

Tipp 31: Kreative Vorschläge, wenn benötigtes Material fehlt

Tabelle 5: Fehlende Grundpflegeartikel und die Alternativen.

Fehlender Artikel	Alternative
Waschschüssel	Eimer, Wäschewanne, großes sauberes Gefäß
Wasch- oder Seifenlappen	Handtuch, Gästetuch, Küchenpapier
Inkontinenzeinlage fürs Bett	Wachstischdecke und Badehandtuch
Zahnputzbecher	Tasse, Glas, Plastik-Einmalbecher
Duschbrause reicht nicht bis zum Waschbecken	Becher oder Kanne mit Wasser zum Abspülen benutzen
Kamm	Sauberes Handnagelbürstchen (geht nur bei dünnem Haar; sehr vorsichtig durchs Haar streichen)
Inkontinenzeinlagen für den Slip	Damenmonatsbinde (auf möglichst wenig Plastik und hohe Saugfähigkeit achten)
Rutschhemmende Badewannen-/Duscheinlage	Frotteehandtuch
Duschsitz/-hocker	Stabiler Gartenstuhl, alter, aber stabiler Holzstuhl oder rutschhemmende Duschmatte

Diese Alternativen sind kein dauerhafter Ersatz, sondern nur eine Notlösung für den akuten Fall! Sie sollten so schnell wie möglich das benötigte Material besorgen!

Tipp 32: Was Sie beim Thema »Haarpflege« beachten sollten

Wenn Sie eine mobile Frisörin empfehlen bzw. weitervermitteln, gilt das Gleiche wie bei der Fußpflege (Tipp 30).

Ich habe bei meinen Recherchen keinen Fall gefunden, in dem Haarpflege im Rahmen der Behandlungspflege von den Krankenkassen abgerechnet wurde.

Es gibt einen gesonderten Leistungskomplex, der nur die Haarwäsche beinhaltet, jedoch nicht für zeitaufwendige Haarpflege, Frisuren usw. gedacht ist. Ansonsten ist die Haarwäsche und -trocknung in den »Wasch-Leistungskomplexen« enthalten.

Das Begleiten zum Frisör wird dann bezahlt, wenn der Klient im Rahmen des Geldbetrags seiner Pflegestufe die Begleitung außer Haus wünscht. Der Frisörbesuch wird jedoch nicht vom Sozialamt gezahlt, da es ausreichend viele Frisöre gibt, die ins Haus kommen.

Ebenso ist die Rasur Teil der Körperpflege und wird nicht gesondert abgerechnet. Fällt bei Ihrem Klienten eine tägliche Rasur an, so ist das im Zeitrahmen der Körperpflege bereits enthalten.

Möchten Sie die Haare Ihrer Klienten selbst schneiden, so lassen Sie sich das Einverständnis hierfür vom Klienten, dessen Angehörigen oder dem Rechtsbetreuer schriftlich geben, bevor Sie beginnen.

Tipp 33: Was Sie bei »wasserscheuen« Klienten tun können

Klienten lehnen aus den verschiedensten Gründen die Körperpflege ab. Welche Gründe das im Einzelnen sind, muss oft durch geschicktes Fragen oder aber durch Versuch und Irrtum herausgefunden werden.

Erfahrungsgemäß finden sich Gründe in:
- der Biografie (früher keine Badewanne besessen, möchte nicht abhängig sein, möchte nicht zur Last fallen);
- räumlichen Strukturen (hat Angst, nicht mehr in/aus der Wanne zu kommen, kommt nicht über die hohe Stufe der Dusche etc.);
- organisatorischen Strukturen (unpassende Uhrzeit);
- veränderten sensitiven Empfindungen (Wasser erscheint sehr heiß/kalt, Handtuch kratzt auf der Haut wie Schmirgelpapier).

Der »Klassiker« unter den Ablehnungsgründen ist die nicht gleichgeschlechtliche Pflege: Männliche Klienten lassen sich nicht von weiblichem Pflegepersonal waschen und weibliche Klienten nicht von männlichen Pflegekräften, wobei der erste Fall deutlich weniger häufig vorkommt als der zweite.

Demente Klienten, die ihre Ablehnung mit »Ich wasche mich selbst« begründen, sind meiner Meinung nach die schwierigsten Fälle. Hier können Sie Folgendes tun:

- Nach Ängsten fragen.
- Nach Pflegegewohnheiten fragen.
- Hartnäckig bleiben.
- Steigen Sie langsam ein ins Thema. Beginnen Sie mit Kleidungswechsel, Eincremen, Rückenwaschen und arbeiten Sie sich nach und nach vor.
- Erklären Sie, dass Sie sich wegen der empfindlichen Haut des Klienten Sorgen machen.
- Fragen Sie immer wieder während des Einsatzes, ob Sie helfen können.
- Bieten Sie eine Teilkörperpflege an.
- Stellen Sie sich bei jedem Einsatz mit Ihrem Namen vor.
- Machen Sie feste Termine zur Körperpflege.
- Sagen Sie, dass Sie im Auftrag des Arztes oder der Angehörigen kommen.
- Sagen Sie, dass Sie extra wegen der Hilfe zur Körperpflege kommen und sonst gehen müssen, wenn Sie nicht helfen dürfen.
- Erklären Sie, dass auch Sie selbst Ihren Rücken nur schwer waschen können.
- Erklären Sie, wie schön es ist, den Rücken oder die Füße/Beine gewaschen zu bekommen.
- Sagen Sie bekannte Sprichworte wie »Probieren geht über studieren«

4.5 AEDL »Essen und Trinken«
Von der täglichen Frage, was es heute gibt

Tipp 34: Wie Sie Klienten zum Trinken motivieren können

Jeder Mensch sollte, sofern keine Erkrankungen des Herz-Kreislauf-Systems oder der Ausscheidungsorgane vorliegen, täglich ca. 30 ml pro Kilogramm Körpergewicht trinken. Dabei sind Wasser, Kräuter- und Früchtetees und Säfte dem Kaffee vorzuziehen.

Vor allem im Sommer sollten Sie bei dehydrationsgefährdeten Klienten ein Trinkprotokoll führen. Markieren Sie zur besseren Übersicht neue Getränkeflaschen mit dem Anbruchdatum. Genügt die Aufforderung zum Trinken nicht, probieren Sie folgende Maßnahmen:

- Finden Sie das Lieblingsgetränk heraus und besorgen Sie es.
- Dokumentieren Sie Getränke, die der Klient definitiv nicht trinkt.

- Achten Sie auf das richtige Trinkgefäß, besorgen Sie ggf. biegbare Strohhalme, Porzellantasse, Schnabelbecher oder Trinklernbecher für Kleinkinder.
- Achten Sie auf die korrekte Lagerung des Klienten während des Trinkens.
- Trinken Sie gemeinsam mit dem Klienten.
- Loben Sie den Klienten, wenn er ein Glas ausgetrunken hat.
- »Trinken Sie vor« – Trinken Sie in Gegenwart Ihres Klienten.
- Sagen Sie Ihrem Klienten, dass Sie sehr durstig sind.
- Erklären Sie Ihrem Klienten, wie gesund Trinken ist.
- Prosten Sie sich zu.
- Bleiben Sie während des Trinkens beim Klienten.
- Achten Sie auf die richtige Temperatur des Getränks (weder zu kalt noch zu heiß).
- Achten Sie auf die Menge der Kohlensäure.
- Achten Sie auf die richtige Süße/Säure des Getränks.
- Gießen Sie das Glas oder die Tasse nicht zu voll, das wirkt abschreckend.
- Benutzen Sie nicht zu große Gläser, auch das wirkt eher abschreckend.
- Achten Sie darauf, dass der Klient immer Getränke stehen hat.
- Stellen Sie in jedes Zimmer ein gefülltes Glas.
- Stellen Sie wasserreiche Obstsorten wie Melone oder Trauben hin. Mag es der Klient weniger süß, bieten Sie Salatgurken an (gilt auch für Diabetiker).

Tipp 35: Kochen in der ambulanten Pflege

Das Essen hat einen hohen Stellenwert im Alltag der Pflegebedürftigen. Zudem soll es aber schnell gehen, schmecken sollte es auch, alle wichtigen Nährstoffe enthalten und nicht die Haushaltskasse sprengen. Dies alles unter einen Hut zu bekommen, ist Ihre Aufgabe in der ambulanten Pflege und dafür können Sie Folgendes tun:

- Kartoffeln gibt es geschält, vorgekocht und eingelegt in Konservengläsern.
- Kochen Sie das Wasser im Wasserkocher ab, schälen Sie währenddessen die Kartoffeln und kochen Sie sie klein geschnitten auf dem Herd gar.
- Kochen Sie Kartoffeln oder Nudeln in größeren Mengen und bewahren Sie sie in einer geschlossenen Plastikschüssel oder unter Folie im Kühlschrank maximal zwei Tage auf.
- Sauerkraut gibt es häufig schon fertig gekocht beim Fleischer/Metzger.
- Bedenken Sie, dass Klienten mit Zahnprothesen Nudeln und Reis nicht so gern essen, da diese unangenehm zwischen Kiefer und Prothese geraten.
- Bieten Sie Essen aus der Konservendose nur als »Notnagel« an.
- In »Studenten- oder Männerkochbüchern« finden sich häufig einfache und schnelle Gerichte.

Tipp 36: Ideen für schnelle und einfache Gerichte

- Rühreier mit Schinken, Zwiebeln, Speck und Brot
- Spiegeleier mit Spinat und Kartoffeln
- Eier in Senfsoße und Kartoffeln
- Eierkuchen (Pfannkuchen) mit Apfelmus oder Marmelade
- Arme Ritter (in verquirltem Ei eingetauchtes Weißbrot in der Pfanne ausgebraten) mit Zimt und Zucker
- Eiersalat mit Salzkartoffeln oder Brot
- Grießbrei mit Obst
- Milchreis mit Zucker und Zimt
- Würstchen mit Kartoffel- oder Nudelsalat
- Frikadelle mit Kartoffel- oder Nudelsalat
- Bratfisch mit Kartoffeln
- Bratkartoffeln
- Bechamelkartoffeln/Kartoffelgemüse
- Grüner Bohneneintopf
- Linseneintopf
- Sülze mit Remoulade und Kartoffeln
- Hähnchenbrust mit Kartoffelpüree
- Kräuterquark und Pellkartoffeln
- Heringssalat mit Kartoffeln
- Gulaschsuppe
- Nudeln mit Tomatensoße
- Semmelknödel mit Pilzsoße
- Kartoffelpuffer mit Apfelmus
- Fisch mit Dillsoße und Kartoffelpüree
- Fischstäbchen mit Kartoffelsalat
- Gemüseeintopf mit Würstchen
- Bratwurst mit Sauerkraut und Kartoffelpüree
- Gebratene Blutwurst und Salzkartoffeln
- Wurstsalat mit Bratkartoffeln
- Kartoffelsuppe mit Würstchen
- Gebratener Leberkäse
- Schweineschnitzel/Minutenschnitzel
- Königsberger Klopse
- Jägerschnitzel
- Kaiserschmarrn
- Tomatencremesuppe mit Reis
- Champignoncremesuppe

- Vanille-/Schokoladenpudding
- Obstsalat aus frischen Früchten

Tipp 37: Was Sie beim Einkaufen beachten sollten

Wenn Sie auch für die Auswahl der einzukaufenden Lebensmittel verantwortlich sind, dann gönnen Sie Ihren Klienten auch mal ein Genussmittel wie Schokolade, Kekse, Kuchen oder ein anderes nettes Mitbringsel (siehe auch Tipp 87). Darüber hinaus verlangt auch der Einkauf eine Organisation:

- Gehen Sie die vom Klienten geschriebene Einkaufsliste mit ihm durch.
- Erfragen Sie bevorzugte Geschäfte.
- Erfragen Sie bevorzugte Artikelmarken.
- Erfragen Sie Alternativen, falls es bestimmte Lebensmittel nicht gibt.
- Erfragen Sie Mengen und Packungsgrößen.
- Erinnern Sie den Klienten an Dinge, die man nicht so häufig braucht, z. B. Glühlampen usw.
- Nehmen Sie Leergut mit.
- Nehmen Sie eine Einkaufstasche oder -rolli und einen Chip für den Einkaufswagen mit.
- Überprüfen Sie die Lebensmittel auf Aussehen und Geruch.
- Überprüfen Sie das Haltbarkeitsdatum.
- Achten Sie auf Beschädigungen an der Verpackung.
- Achten Sie bei Obst auf den Reifegrad.
- Kaufen Sie nur entsprechend den Lagerungsmöglichkeiten ein.
- Nehmen Sie immer den Kassenzettel mit.

Tipp 38: Was Sie zum Thema »Vorratshaltung« wissen sollten

Ich habe bei Klienten schon Kosmetikartikel und Konservenobst entsorgt, die älter waren als ich. Sie werden diese Situation sicherlich auch kennen. Dennoch, eine kleine Vorratshaltung ist wichtig und erspart Ihnen Hektik, wenn Dinge des täglichen Bedarfs »überraschend« zu Ende gehen. Zum Vorrat gehören alle Lebens- und Reinigungsmittel, die für den späteren Gebrauch eingekauft und gelagert werden. Doch nicht alles lässt sich beliebig lange lagern und es gehört zu Ihren Aufgaben, hier für Ordnung zu sorgen.

- Entsorgen Sie bei Klienten, die Essen auf Rädern geliefert bekommen, nach vorheriger Absprache schädlingsanfällige Lebensmittel wie Mehl. Eventuell fragen Sie deren Angehörige oder Rechtsbetreuer.

- Geben Sie überflüssige Lebensmittel den Angehörigen mit oder entsorgen Sie sie nach Absprache.
- Achten Sie beim Einkauf darauf, keine zu großen Mengen zu kaufen.
- Stellen Sie Lebensmittel immer an den gleichen Platz, damit auch Ihre Kollegen alles gleich finden und nicht die fünfte Packung Salz gekauft wird.
- Achten Sie auf die richtige Lagerung.

Tipp 39: Ideen für hochkalorische Mahlzeiten

- Verfeinern Sie Lebensmittel grundsätzlich mit Sahne oder Butter.
- Kaufen Sie Milchprodukte der Rahm- oder Sahnestufe, also mit hohem Fettgehalt.
- Benutzen Sie natürliche Produkte wie 100 % Fruchtsaft und Butter statt Fertigmixgetränke und Margarine.
- Verwenden Sie harte Butter und legen Sie sie in Scheiben aufs Brot.
- Legen Sie doppelt so viel Wurst oder Käse aufs Brot wie sonst.
- Stellen Sie immer Schokolade und Pralinen in Reichweite Ihres Klienten (zudecken, damit der Klient nicht ständig den Geruch in der Nase hat)
- Verwenden Sie Babymilchbrei statt fertigem Milchreis, Grießbrei oder ähnlichem (Pulver mit Milch statt mit Wasser anrühren).

Gerade bei onkologischen Klienten, die aufgrund von Wunden im Mund und Rachenbereich nach Bestrahlung ihre Prothesen nicht mehr tragen können, oder bei Klienten mit Schluckbeschwerden waren die angerührten Breie häufig meine letzte Rettung.

Sie enthalten Vitamine, Eisen und Kalzium und sind hochkalorisch, aber meist frei von Kristallzucker. Wenn Ihrem Klienten die Breie zu fade sind, können Sie sie mit Honig, Zucker, Salz oder ähnlichem verfeinern oder mit Jogurt, Haferflocken, Marmelade, Obst usw. vermischen.

Tipp 40: Ideen für niedrigkalorische Mahlzeiten

Grundsätzlich müssen Ihre Klienten nicht Hunger leiden, wenn Sie aus medizinischen Gründen auf die tägliche Kalorienzufuhr achten sollen. Wichtig ist jedoch, dass sie eine ausreichende Menge an Nährstoffen erhalten, ohne dabei die Grenze ihrer täglichen Kalorienmenge zu überschreiten.

- Bieten Sie vor jeder Mahlzeit ein Glas Wasser oder eine Gemüsebrühe an.
- Stellen Sie Obst und rohes Gemüse für eine Zwischenmahlzeit hin; kleingeschnitten kann jeder Obst essen.
- Achten Sie auf versteckte »Energiequellen« wie zuckerhaltige Limonaden und Säfte.
- Dünsten, kochen und schmoren Sie Fisch und Fleisch statt es zu braten.

- Bieten Sie mehr Beilage als Fleisch an.
- Achten Sie bereits beim Einkauf auf niedrige Fettstufen und wenig bis gar keinen Zuckerzusatz.
- Unterstützen Sie Ihren Klienten und motivieren Sie ihn, dauerhaft auf seine Energiezufuhr zu achten.

Tipp 41: Wie auch Sie vom Lieferservice profitieren

Sie müssen nicht stets den gesamten Großeinkauf mühsam zum Klienten schleppen. Es gibt einige Erleichterungen, die Sie nutzen können.

Getränke: Meist mit Aufpreis verbunden ist die Lieferung von Getränken. Hier lohnt sich der Lieferservice meist nur bei großer Abnahmemenge. Wenn genügend Platz vorhanden ist, ist das aber kein Problem. Vergleichen Sie die Angebote der einzelnen Lieferanten. Vielleicht schließen sich auch Nachbarn dem Lieferservice an, dann kann man sich die Lieferkosten teilen.

Tiefkühlwaren: Sicherlich kennen Sie die Tiefkühlwagen, die von Haus zu Haus fahren und ihre Tiefkühlprodukte anbieten. Der Termin wird mit Ihnen abgestimmt und Sie können Ihren zuständigen Lieferanten auch anrufen, wenn Ihnen der Termin doch nicht passt oder wenn Sie eine frühere Lieferung benötigen.

Essen auf Rädern: Es gibt diverse Firmen, die entweder jeden Tag bzw. nach Wunsch frisch gekochtes und heißes Essen liefern oder Sie bestellen für oder mit Ihrem Klienten tiefgefrorene Menüs, die Sie bei Bedarf erhitzen.

Die Auswahl liegt teilweise bei bis zu sieben verschiedenen Menüs täglich. Auch Diäten können so gut eingehalten werden. Die Preise für ein Menü liegen zwischen drei und ca. acht Euro.

4.6 AEDL »Ausscheiden« Von Inkontinenz und Obstipation

Tipp 42: Was Sie gegen Uringeruch tun können

Bei ausgeprägter Urininkontinenz, zu wenig Einsätzen, unzureichender Compliance (Mitwirkung) des Klienten und Inkontinenzversorgung oder bei allem zusammen ist es schwer, den eigenwilligen Geruch, der Ihnen schlimmstenfalls schon vor der Tür entgegenschlägt, zu ignorieren.

Dieser unangenehme Geruch kann nicht nur für Sie und Ihren Klienten belastend sein, sondern zu einem wirklichen Problem ausarten, wenn Ihr Klient zum Beispiel in einem Mehrfamilienhaus zur Miete wohnt und Nachbarn aufgrund der Geruchsbelästigung ihre Miete kürzen.

Das können Sie tun:

- Lassen Sie sich im Sanitätshaus oder in der Apotheke zu saugfähigerem Inkontinenzmaterial beraten.
- Lassen Sie sich Muster und Proben von Inkontinenzmaterial mitgeben.
- Dokumentieren Sie, zu welcher Uhrzeit oder an welchem Wochentag der Geruch besonders intensiv ist.
- Bestellen Sie bei Bedarf einen Toilettenstuhl, der zusätzlich benutzt werden kann.
- Bitten Sie um eine anlassbezogene Pflegevisite, um abzuklären, ob Sie eventuell häufiger kommen können.
- Lassen Sie Teppichböden durch Laminat oder PVC-Böden ersetzen.
- Nehmen Sie eine Urinprobe und lassen Sie sie vom Arzt untersuchen, ob Veränderungen des Urins feststellbar sind.

Bis das alles in die Wege geleitet ist, können Sie

- ausgiebig lüften,
- Duftöl und Dufterfrischer in der Wohnung aufstellen,
- Mülleimer mit Deckel verwenden,
- Mülleimer regelmäßig leeren,
- Mülleimer auswaschen,
- Toilettenstuhl, wenn vorhanden, nach jedem Leeren mit WC-Reiniger ausspülen,
- Sessel, Teppich usw. regelmäßig mit Polster- oder Seifenschaum abbürsten,
- Mischung aus Weichspüler und Wasser auf Textilien versprühen,
- urinverschmutzte Kleidung umgehend waschen,
- Klienten ausreichend trinken lassen, um die Urinkonzentration zu mindern,
- Teppiche und Brücken entfernen.

Tipp 43: Was Sie über Inkontinenzmaterial wissen sollten

Die Auswahl an Inkontinenzprodukten ist riesig. Das Produkt ist abhängig von der Form der Inkontinenz, der Menge des Urins oder Stuhls und dem Bewegungsgrad des Trägers.

Grundsätzlich wird zwischen körperfernen (z. B. Betteinlagen, Schutz für Möbel) und körpernahen (z. B. Einlagen, Katheter, Urinflasche, Steckbecken, Kondomurinal) Hilfsmitteln unterschieden. Bei den körpernahen Hilfsmitteln findet sich noch mal eine Unterscheidung in wieder verwendbar und waschbar bzw. in Einmalmaterial.

Bei aufsaugenden Hilfsmitteln sollte darauf geachtet werden, dass man das Material von außen nicht sieht, dass es also nicht aufträgt und auch beim Gehen und Bewegen nicht »raschelt«.

Den »richtigen« Rhythmus zum Wechseln des Inkontinenzmaterials gibt es nicht. Generell gilt natürlich, dass der Klient möglichst nur kurze Zeit in einer beschmutzten bzw. nassen Einlage verbringen soll, um Hautirritationen vorzubeugen und das Wohlbefinden zu erhalten.

Tipp 44: Wie Sie bei Diarrhö helfen können

Anders als im stationären Bereich können Sie nicht mal eben an den Medikamentenschrank und ein paar Pillen rausholen. Probieren Sie daher althergebrachte Hausmittel, die meist vor Ort verfügbar, preisgünstiger und ebenso wirksam sind, wie z. B.:

- Bananen
- Schwarzer Tee mit einer Prise Salz und Zucker
- Bitterschokolade oder reiner Kakao
- Heilerde für innerliche Anwendung
- Geriebener Apfel
- Kohletabletten

Tipp 45: Wie Sie bei Obstipation helfen können

- Ausreichend trinken lassen
- Zu mehr Bewegung motivieren
- Eingelegte Trockenpflaumen servieren
- Tee aus Hopfenblüten servieren
- Leinsamen (über Nacht vorquellen lassen)
- Weizenkleie (am besten auch vorquellen lassen)
- Milchzucker
- Früchtewürfel
- Pflaumensaft
- Sauerkraut
- Sauerkrautsaft
- Buttermilch, Kefir oder Jogurt

Tipp 46: Kreative Ideen, wenn benötigtes Material fehlt

Tabelle 6: Fehlendes Inkontinenzmaterial und die Alternativen.

Benötigtes Material	Alternatives Material
Inkontinenzeinlage fürs Bett, Sessel, wasserdichter Matratzenschutzbezug	Wachstischdecke, Müllsack, Plastiktüte und Badetuch oder Frottiertuch
Inkontinenzmaterial	Muster aus Sanitätshaus oder Apotheke, Damenmonatsbinde

Diese Alternativen sind kein dauerhafter Ersatz, sondern nur eine Notlösung für den akuten Fall! Sie sollten so schnell wie möglich das benötigte Material besorgen!

4.7 AEDL »Sich kleiden«
Von Flügelhemden und dem Umgang mit Wäsche

Tipp 47: Wie Sie Wäsche schnell und umweltschonend pflegen

Im Rahmen der Kranken- und Altenpflegeausbildung lernt man nicht, Wäsche zu waschen, Knöpfe anzunähen oder zu bügeln, weil dies meist von großen Wäsche-service-Firmen übernommen wird. In der ambulanten Pflege müssen Sie aber all diese Aufgaben übernehmen.

Für Ihren Einsatz ist es stressärmer, wenn der Klient eine eigene Waschmaschine besitzt. Alternativ wird die Wäsche im Waschsalon gewaschen oder in der meist im Keller oder im Nachbarhaus befindlichen Gemeinschaftswaschküche. Dort funktionieren die Waschmaschinen meist mit Münzen, die vorher beim Hauswart gekauft werden müssen und einen Termin für die Waschküche brauchen Sie natürlich auch. Und dann geht es los:

- Messen Sie immer die Menge des Waschmittels (evtl. auch Weichspüler) genau ab.
- Besprechen Sie mit Ihrem Klienten bzw. den Angehörigen, ob der Klient ein bevorzugtes Waschmittel hat oder aber eine Allergie gegen ein bestimmtes Produkt.
- Benutzen Sie das Sparprogramm.
- Säubern Sie regelmäßig das Flusensieb und das Waschmittelfach, um Verstopfungen, minderer Waschqualität und Defekten vorzubeugen.
- Wenn möglich, wählen Sie die Schleuderdrehzahl möglichst niedrig. Die Wäsche ist dann zwar recht nass und braucht länger zum Trocknen, wird aber geschont.
- Das 60-Grad-Programm reicht aus, das Kochprogramm ist nicht notwendig. Sie sollten jedoch Unterwäsche bei nicht weniger als 60 Grad waschen.
- Eine Vorwäsche ist ebenfalls meist nicht notwendig.

- Geben Sie nicht zu viel Wäsche in die Waschmaschine.
- Achten Sie auf die Pflegehinweise an den Wäschestücken
- Sortieren Sie die Wäsche nach Farbe, Material und Verschmutzungsgrad.

Tipp 48: Was zur Kleidungs- (und Wäsche)pflege dazu gehört

- Wäsche waschen und aufhängen
- Handwäsche bestimmter Kleidungsstücke
- Bügeln
- Aussortieren beschädigter Kleidung
- Einsortieren in den Wäscheschrank
- Kleidungsstücke in die Reinigung geben und abholen
- Kleidung einmotten
- Knöpfe annähen
- Ausbesserungsarbeiten

Tipp 49: Wie Sie mit Kleidung für Orientierung sorgen

Der Kleidung wird im Hinblick auf Orientierung meist erst dann Aufmerksamkeit gewidmet, wenn die Klienten ihre luftige Sommerkleidung im Winter tragen. Dabei kann die Kleidung gerade bei bettlägerigen und pflegeintensiven Klienten den ersten Eindruck, den man vom Klienten gewinnt, sehr beeinflussen.

Im Krankenhaus hatte ich einmal ein sehr prägendes Erlebnis: Eine Klientin, die mindestens zwei Wochen auf meiner Station lag (und das im wahrsten Sinne des Wortes), verabschiedete sich am Entlassungstag. Ich habe sie nicht erkannt, weil sie nicht wie sonst ein Nachthemd trug, sondern einen schicken Hosenanzug! »Kleider machen Leute« – diesen Satz können Sie auch in der ambulanten Pflege beherzigen:

- Ziehen Sie auch dauerbettlägerigen Klienten tagsüber einen Jogginganzug oder Hemd und bequeme Hose an.
- Benutzen Sie tagsüber eine andere Decke als in der Nacht.
- Auch wenn es in der Wohnung immer gleich warm ist: Benutzen Sie überwiegend kurzärmelige Oberteile im Sommer und langärmelige im Winter.
- Im Frühling und Sommer sollten Sie helle Kleidungsstücke bevorzugen, im Herbst und Winter dunklere Farben.
- Besonders an Sonn- und Feiertagen sollten Sie auf gepflegte und »feierliche« Kleidung Ihres Klienten achten.
- Sie können die vorhandenen Nachthemden der Klientin hinten aufschneiden (vorher Angehörige fragen). Diese Flügelhemden sind persönlicher, preiswerter und Sie haben kurzärmelige und dünne für den Sommer. Für den Winter nehmen Sie flauschige und dicke, z. B. aus Flanell.

4.8 AEDL »Ruhen und Schlafen«
Von Koffein und Baldrian

Tipp 50: Was Sie über Ruhe und Schlaf von Senioren wissen sollten

Mit zunehmendem Alter verändert sich auch das Ruhe- und Schlafverhalten. Generell ist zu beobachten, dass Senioren

- früher müde werden;
- tagsüber häufiger einnicken;
- weniger durchgängigen Schlaf haben;
- eine geringere Schlafqualität haben;
- einen leichteren Schlaf haben;
- einen verkürzten Tiefschlaf haben;
- weniger träumen.

Die Quantität, also die Menge des Schlafs bleibt meist gleich, verteilt sich nur anders.

Tipp 51: Wie Sie beratend eingreifen können

Erklären Sie Ihrem Klienten, was »normal« ist. Finden Sie gemeinsam einen Grund, weshalb der Schlaf zurzeit nicht so ist, wie es sich der Klient wünscht. Erfragen Sie, ob der Klient Einschlaf- und/oder Durchschlafprobleme hat. Erfragen Sie, seit wann sich das Schlafverhalten geändert hat. Beruhigen Sie Ihren Klienten, wenn er über zu wenig Schlaf in der Nacht klagt. Das ist nicht immer krankheitsbedingt. Oft es ist ganz einfach das Rentner-Dasein, das eine andere Tagesstruktur verursacht. Statt nur nachts wird nun auch häufiger über Tag geschlafen.

Ein weiteres Schlagwort ist die »Schlafhygiene«. Sie können Ihren Klienten raten, das Schlafzimmer bzw. den Schlafplatz mal hinsichtlich Ruhe, angenehmer Raumtemperatur und Atmosphäre (dazu gehört auch die Wandgestaltung) kritisch zu betrachten.

Tipp 52: Wie Sie mit Hausmitteln helfen können

Bevor zu den Schlaftabletten aus der Apotheke oder dem Reformhaus gegriffen werden sollte, was übrigens die meistverkaufte Arzneimittelgruppe ist, sollten Sie alte Hausmittel ausprobieren:

- Heiße Milch mit Honig trinken
- Abendspaziergang machen
- Entspannungsbad nehmen
- Kein aufregendes Abendprogramm ansehen

- Keinen Kaffee oder schwarzen Tee mehr trinken
- Kein üppiges Abendessen zu sich nehmen
- Baldriantee trinken

Jeder Klient muss für sich selbst entscheiden, welches Hausmittel für ihn das Richtige ist. Schön wäre es für Ihren Klienten, wenn er bereits mit den ersten Versuchen gute Erfahrungen macht.

4.9 AEDL »Sich beschäftigen« Von Patiencen und Tagespflegeeinrichtungen

Tipp 53: Weshalb Radio und Fernsehen so wichtig sind

Biografisch gesehen sind Ihre Klienten eher mit dem Radio aufgewachsen. Das Fernsehen wurde erst in den 50er und 60er Jahren zum allerliebsten Hausgenossen.

Radio und Fernsehen lassen Ihre Klienten teilhaben an den Geschehnissen der Welt und der Heimat im Speziellen. Sie unterhalten, lenken ab, wecken Erinnerungen, informieren und bilden Meinungen.

Läuft der Fernseher oder das Radio, dient es zugleich als »Einbruchsicherung«, weil es bedeutet, dass jemand zu Hause ist.

Bei Klienten, die Fernseher oder Radio nicht mehr selbstständig bedienen können, sollten Sie auf ausgewählte Radio- und Fernsehsendungen achten (z. B. nicht drei Stunden Comics am Stück samstagmorgens). Fragen Sie Ihre Klienten, was sie gern sehen und verzichten Sie darauf, Ihren eigenen Vorlieben (z. B. Musiksender) zu frönen. Achten Sie auch darauf, dass nur zeitweise entweder Radio oder Fernsehen läuft, um keine »Reizüberflutung« auszulösen.

Tipp 54: Was Sie zum Thema »Tagespflege« wissen sollten

Die Tagespflege entlastet pflegende Angehörige, bietet Beschäftigung und Tagesstrukturierung an. Sie ergänzt die ambulante Pflege, weil Toilettentraining und die Grundpflege wie Baden oder Behandlungspflege wie Verbandwechsel auch hier stattfinden.

Die Tagespflege spricht besonders ältere, alleinstehende Menschen an, die von Einsamkeit und Isolation betroffen oder die psychisch verändert sind und/oder die weiterer Rehabilitation bedürfen.

Die Klienten werden morgens durch einen Fahrdienst von zu Hause abgeholt. Mit einem gemeinsamen Frühstück beginnen sie dort ihren Tag. Es folgen wechselnde

Beschäftigungsangebote in der Gruppe, bei Bedarf finden aber auch Einzelbetreuungen statt. Die Klienten können aktiv oder als stille Zuschauer teilnehmen.

Ein gemeinsames Mittagessen, je nach Einrichtung selbst gekocht oder geliefert, schließt den Vormittag ab. Wer möchte (sofern es die Räumlichkeiten erlauben), kann sich nach dem Essen hinlegen und ausruhen.

Auch am Nachmittag finden Beschäftigungsangebote statt. Ein gemeinsames Kaffeetrinken beschließt den Tag und die Klienten machen sich bereit für den Weg nach Hause, wieder mit dem Fahrdienst.

Die Klienten haben die Möglichkeit, Frisör-, Fußpflege- und Arzttermine wahrzunehmen. Je nach Pflegestufe erhalten die Klienten einen Zuschuss durch die Pflegekasse.

Tipp 55: Ideen zur Beschäftigung allein

- Kartenspiele (Patiencen legen)
- Lesen
- Radio, Musik, Hörspiel hören
- Fernsehen
- Basteln, Modellieren
- Handarbeiten, z. B. Stricken, Häkeln, Weben
- Kreuzworträtsel lösen
- Gedächtnistraining
- Blumenpflege
- Malen
- Briefe schreiben
- Telefonieren
- Gegenstände sammeln und pflegen
- Spazierengehen
- Gymnastik

4.10 AEDL »Sich als Mann oder Frau fühlen und verhalten« Von Nagellack und sexueller Belästigung

Tipp 56: Wie Sie bei sexueller Belästigung vorgehen sollten

Sexuelle Belästigung kann mehrere Gesichter haben. Am Anfang finden Sie einen flotten Spruch vielleicht noch amüsant. Die Steigerung ist, dass Sie unerwünscht angefasst werden oder sich immer obszönere Dinge von Ihren Klienten anhören sollen. Deshalb sollten Sie von Anfang an Grenzen setzen:

*   Spielen Sie die Situation nicht herunter.
*   Setzen Sie verbal und nonverbal Grenzen.
*   Achten Sie auf Ihre Mimik. Sie muss zu Ihren Worten passen.
*   Lassen Sie den Klienten den Intimbereich möglichst lange selbst waschen.
*   Sprechen Sie mit dem Klienten über »neutrale« Themen.
*   Schildern Sie die Situation am besten schriftlich Ihrer Pflegedienstleitung. Behalten Sie eine Kopie für sich.
*   Sprechen Sie Angehörige oder Rechtsbetreuer auf die Situation an.
*   Gehen Sie immer mit einer zweiten Pflegekraft zu diesen Einsätzen.
*   Führen Sie die Körperpflege zügig und immer mit Handschuhen durch, als Zeichen der Barriere zwischen sich und dem Klienten.
*   Achten Sie auf Ihre Kleidung (z. B. keine tiefen Ausschnitte).

Tipp 57: Geschlechtsbezogene Pflege gewährleisten

Viele Klientinnen geben bereits beim Erstbesuch an, dass sie nur von weiblichen Pflegekräften Hilfe bei der Körperpflege wünschen und selbst dann ist die Schamgrenze teilweise sehr hoch. Wird dann ein männlicher Kollege geschickt, braucht man sich nicht zu wundern, wenn die Körperpflege oder sogar der gesamte Einsatz abgelehnt wird. Meist mit einer mehr oder weniger befriedigenden Erklärung.

Ich habe auch schon erlebt, dass Klientinnen die Tür nicht aufgemacht haben, wenn ein männlicher Kollege eingeteilt worden war und an der Haustür geklingelt hat.

Bei männlichen Klienten ist es weniger schwierig, da das gängige Rollenbild der »Schwester« in den Köpfen weit verbreitet ist. Doch auch hier zeigt sich bei häufigem Personalwechsel Scham vor dem Pflegepersonal. Meist werden Oberkörperpflege oder Fußpflege noch zugelassen, Intimpflege aber verweigert.

In diesem Fall hat die Einsatzleitung dafür Sorge zu tragen, dass das intime, aber verständliche Anliegen der Klienten erfüllt wird.

Tipp 58: Was Sie zum Thema »Sexualität im Alter« wissen sollten

In den letzten fünf bis zehn Jahren werden immer mehr Fortbildungen und Fachbücher zu diesem Thema angeboten, doch im Pflegealltag wurde weder die Sexualität im Allgemeinen noch die Sexualität im Alter im Speziellen diskutiert.

Allgemein ist zur »Sexualität im Alter« zu sagen,

*   dass es nicht nur um den reinen Geschlechtsverkehr geht, sondern vermehrt um Nähe, Zuneigung, Vertrauen, Berührung und Kontakt;
*   dass Selbstbefriedigung (auch) noch in sehr hohem Alter vorkommt;
*   dass das Interesse an Sex gleich bleibt. Wem Sex früher wichtig war und wer gute Erfahrungen damit gemacht hat, dem gefällt es auch weiter;
*   dass ab ca. 60 Jahren ein Männermangel herrscht, was in der Praxis dazu führt, dass Frauen unfreiwillig ohne Partner bleiben;
*   dass körperliche Gebrechen wie Schmerzen, Gelenkbeschwerden oder Herz-Kreislauf-Krankheiten den Sex beeinflussen (vgl. *Bürger* 2005).

Werden Sie sich über Ihre persönliche Einstellung und Meinung klar.

*   Wie ernst nehmen Sie als Pflegekraft das Anliegen eines Klienten, sexuell aktiv zu bleiben?
*   Für wie wichtig erachten Sie das Thema?
*   Was wissen Sie über das Thema?
*   Wie frei können Sie mit einem Klienten über dieses Thema sprechen?

Inzwischen »*werden die Auswirkungen von körperlichen Erkrankungen und deren Behandlung auf die Sexualität der zu Pflegenden zunehmend auch von der medizinischen Disziplin Ernst genommen. Für die Pflegenden erwächst daraus der Auftrag kompetent beraten und informieren zu können*« (vgl. *Kleinevers* 2004).

4.11 AEDL »Für eine sichere Umgebung sorgen« Von Trickdieben und Steckdosen

Tipp 59: Warnen Sie Ihre Klienten vor Trickdieben

Senioren sind statistisch gesehen die seltensten Opfer von Gewalt und Kriminalität. Doch man hört immer wieder von Betrügereien, Einbruch und Trickdiebstahl bei Senioren.

Die von der Polizei veröffentlichten Warnhinweise sollten Sie Ihren Klienten regelmäßig nahebringen. Sie sollen Ihren Klienten keine Angst machen, aber die Gefahren realistisch aufzeigen. Gegebenenfalls sollten Sie auch mit Angehörigen oder Rechtsbe-treuern über dieses Thema sprechen.

In den »Warnhinweisen der Polizei« wird eindringlich davor gewarnt, keine Frem-den in die Wohnung lassen, auch wenn diese

- ein Glas Wasser möchten,
- Stift und Papier möchten,
- ihr Baby füttern oder wickeln möchten,
- sich als Freund des Enkels ausgeben,
- Blumen oder Geschenke für die Nachbarn abgeben möchten,
- auf Toilette gehen oder sich die Hände waschen möchten.

Hier noch einige Hinweise:

- Ihre Klienten sollten einen guten Kontakt zu den Nachbarn pflegen, um bei Bedarf Hilfe zu bekommen.
- Weisen Sie Ihre Klienten darauf hin, dass sie keine großen Bargeldbeträge mit sich führen bzw. in der Wohnung aufbewahren.
- Sagen Sie Ihren Klienten, das wertvoller Schmuck u.ä. in einen Banksafe gehören.
- Sagen Sie Ihren Klienten, dass sie sich im Bus in die Nähe des Busfahrers setzen und in der Bahn in der Nähe größerer Menschengruppen.
- Alleinstehenden Senioren in Einfamilienhäusern sollten Sie eine Alarmanlage vor-schlagen. Vor allem bei Bettlägerigen sollte auf die Einbruchsicherheit der Fenster und Türen geachtet werden.

Tipp 60: Was Sie über den Hausnotruf wissen sollten

Ca. 350.000 Menschen nutzen das Hausnotrufsystem in Deutschland. Die Hausnotruf-basisstation wird dabei über die Telefonleitung direkt mit der Notrufzentrale verbun-den und durch Drücken des Handsenders (auch »Funkfinger« genannt) aktiviert. Ein Telefon wird nicht benötigt.

Mikrofon und Lautsprecher ermöglichen die Kommunikation zwischen Zentrale und Klient, egal, wo dieser sich in der Wohnung befindet. Alle Geräte haben einen Akku, der bei Stromausfall 10 bis 20 Stunden die Funktion aufrechterhält.

Der Klient hat beim Handsender die Wahl zwischen einer »Armbanduhr« und einer »Halskette«, die auch mit zwei Händen bzw. Daumen gedrückt werden kann.

Hat der Klient auf seinen Handsender gedrückt, meldet sich die Zentrale. Ist der Klient nur aus Versehen darauf gekommen oder wollte mit jemandem reden, findet etwas nicht, hört komische Geräusche oder ähnliches, kann der Mitarbeiter den Klienten meist durch Gespräche beruhigen.

Meldet sich der Klient nach der Aktivierung des Notrufs nicht, ruft der Mitarbeiter der Zentrale den Rettungsdienst. Kann der Klient sein Problem schildern, informiert der Mitarbeiter der Zentrale auch Angehörige, Bekannte, Pflegedienst oder Nachbarn, wenn diese bekannt sind.

In Zukunft sollen die Hausnotrufgeräte um Rauchmelder, Bewegungsmelder, Gasmelder usw. erweitert werden.

Private Hausnotrufanbieter erinnern Klienten ans Essen oder Trinken und rufen je nach Vereinbarung täglich an, um den persönlichen Kontakt zu halten. Diese Leistungen sind allerdings mit einem Aufpreis verbunden.

Bei vorhandener Pflegestufe werden die einheitlichen Kosten für die Bereitstellung des Geräts und die Basisleistung der 24-stündigen Bereitschaft von der Pflegekasse übernommen.

Die Kosten (ca. 20 Euro monatlich) für die Hinterlegung eines Schlüssels bei dem Anbieter muss der Pflegebedürftige selbst tragen (vgl. Bundesverband Hausnotruf 2005).

Tipp 61: Wie Sie Küche und Bad sicherer machen

In der Küche passieren statistisch gesehen die meisten Unfälle. Im Bad und auf der Toilette wird dagegen am ehesten bemerkt, dass Gefahren wegen baulicher Gegebenheiten lauern. Vor allem bei Senioren und dementen Klienten sollten Sie folgende Punkte beachten:

• Ein-/Ausschalter bei Elektrogeräten deutlich markieren.
• Gasherd abstellen.
• Sicherung beim Herd ausschalten.
• Nach dem Abwasch auf trockene Fliesen achten.
• Möglichst Stühle mit Armlehnen und hohem Rücken verwenden.
• Rutschhemmende Matten benutzen.
• WC-Sitz erhöhen.
• Thermostat an der Armatur anbringen lassen.
• Haltegriffe an Badewanne und Dusche anbringen lassen.

Tipp 62: Wie Sie die Wohnung sicherer machen

Im Laufe eines Lebens kommt der eine oder andere Gegenstand in die Wohnung und es kann eng werden in den vier Wänden. Bei Pflegebedürftigkeit, Demenz und Gangunsicherheiten sollten Sie jedoch die Klienten bzw. ihre Angehörigen oder Betreuer darauf hinweisen,

• die Wege zwischen den Zimmern freizuhalten;
• auf gute Beleuchtung zu achten;
• Teppiche und Brücken festzukleben;

- Lichtschalter mit Leuchtklebern zu markieren;
- bewegliche Möbel festzustellen;
- Griffe und Handläufe anzubringen;
- Ecken von Möbeln mit »runden Ecken« zu versehen;
- Kindersicherungen in den Steckdosen anzubringen;
- Reiniger, Feuerzeuge, Blumendünger, Arzneien u.ä. wegzuschließen.

Sie sollten gerade bei Bettlägerigen in der Häuslichkeit darauf achten, dass Sie als Pflegekraft gut und von allen Seiten an das Bett kommen.

Tipp 63: Wie Sie für Orientierung sorgen

- Auf große und richtig gestellte Uhren und Kalender achten.
- Bei der täglichen Begrüßung Datum, Jahreszeit, evtl. Feiertag nennen.
- Kalender ankreuzen oder abhaken.
- Wohnung jahreszeitlich dekorieren.
- Jahreszeitliche Lieder singen.
- Armbanduhr regelmäßig kontrollieren.
- Uhren regelmäßig aufziehen.
- Bei Bettlägerigen bei Dämmerung Licht einschalten.
- Vorhänge morgens aufziehen, abends zuziehen.
- Rollläden zur Nacht benutzen.

Tipp 64: Was Sie über freiheitsentziehende Maßnahmen wissen sollten

»Die Freiheit der Person ist unverletzlich« (Art. 2 Abs. 2 Grundgesetz).

»Wenn vorhersehbar ist, dass eine ausreichend rüstige Patientin versuchen wird, das Bettgitter zu überklettern, darf ein Bettgitter keinesfalls angebracht werden« (LG Heidelberg, Urteil vom 15.11.1996, AZ 4 O 129/93).

In der ambulanten Pflege beschränkt sich das Spektrum der freiheitsentziehenden Maßnahmen meist auf Bettgitter, den Verschluss der Wohnungstür und die Medikation.

Zu den freiheitsentziehenden Maßnahmen zählen auch:
- Bauch-, Bein-, Arm- Hand- und Fußgurte
- Trägergurte
- Spezielle Decken
- Schoßkissen oder Schoßtabletts
- Gitter

- Sicherheitsgurte an Rollstühlen
- Sedierende Medikamente
- Trickschlösser
- Zahlenkombinationen
- Hoch angebrachte Griffe

Selbst wenn der Klient es wünscht (vor allem am Abend), dürfen Sie die Haus- und Wohnungstür nicht ohne schriftliche Genehmigung abschließen. Bedenken Sie, dass der Klient oder die Retter in einem Notfall, z B. bei Wohnungsbrand, erst (mühsam) die Tür öffnen müssen.

4.12 AEDL »Soziale Bereiche des Lebens sichern« Von Besuchsdiensten und Angehörigen

Tipp 65: Wie Sie beratend unterstützen können

Isolation und Vereinsamung können im Alter zum Problem werden. Sind Sie als ambulanter Pflegedienst jedoch in die Pflege involviert und erkennen solche Tendenzen, sollten Sie Möglichkeiten und Vorschläge zur Gewinnung neuer sozialer Kontakte, wenn gewünscht, schaffen und umsetzen.

Gerade in Großstädten gibt es viele verschiedene Dienste und Gruppen, die Senioren (oder Behinderte) durch ehrenamtliche Kräfte unterstützen wollen. Bieten Sie beispielsweise Kontakte zu folgenden Gruppen an:

- Kirchliche Gruppen
- Tagespflegeeinrichtungen
- Seniorentreffen
- Besuchsdienste
- Selbsthilfegruppen
- Handarbeitsgruppen
- Vereine

Tipp 66: Wie Sie Ihre Klienten aktiv unterstützen

Soziale Kontakte wollen gepflegt werden, sonst verkümmern sie und brechen ab. Gerade im Rahmen des Leistungskomplexes der »Psychosozialen Betreuung« können Sie und Ihr Klient aktiv werden, zum Beispiel:

• Helfen Sie beim Telefonieren mit weit entfernten Angehörigen, Freunden und Bekannten.
• Schreiben Sie gemeinsam einen Brief oder eine Grußkarte.
• Laden Sie zu einem gemeinsamen Kaffeetrinken ein.

Tipp 67: Wie Sie Ihre Grenzen erkennen

Ein wichtiges Thema in der ambulanten Pflege ist, für die Klienten und sich selbst die Grenzen des Machbaren zu erkennen. Sie kommen in die Häuslichkeit Ihres Klienten, kennen sich in Zimmern, Schränken und Schubläden bestens aus, aber Sie dürfen nicht vergessen, dass das Ihre Arbeit ist. Natürlich darf Ihnen Ihre Arbeit Spaß machen und Engagement ist gern gesehen, dennoch hat Ihre Arbeit auch Grenzen.

Vielleicht gehören Sie zu den Menschen, die Ihren Beruf nicht nur aus finanziellen Gründen ausüben, sondern auch aus ideellen. Ihnen macht es Spaß, mit den Klienten zu arbeiten, sich um sie zu kümmern und zu helfen. Das sind wunderbare Grundvoraussetzungen.

Bedenken Sie aber, dass auch Ihre Familie und Ihr Privatleben wichtig sind. Kraft und Nerven können Sie während Ihrer anstrengenden Arbeit nur dann dauerhaft aufbringen, wenn Sie immer wieder nachtanken.

Achten Sie auf erste Anzeichen von Überlastung:
Wenn

• Sie nach der Arbeit noch für Ihre Klienten unterwegs sind,
• Ihre Angehörigen auch schon Arbeiten übernehmen,
• Sie immer früher von zu Hause zur Arbeit eilen,
• Sie Arbeiten mit nach Hause nehmen und
• Sie kein anderes Thema als Pflegedienst und Klienten haben

ist die Grenze bereits überschritten. Man wird Sie vielleicht als wunderbare Pflegekraft schätzen, aber Sie gehen unausweichlich auf ein Burn-Out-Syndrom zu!

4.13 AEDL »Mit existenziellen Erfahrungen des Lebens umgehen können« Von Ängsten und Vertrauensbasis

Tipp 68: Wie Sie Klienten dabei helfen, Hilfe anzunehmen

Für manche Menschen ist es schwer, die Hilfe anderer anzunehmen und dadurch erkennen zu müssen, dass es ohne fremde Hilfe nicht mehr geht. Dieser Prozess dauert seine Zeit. Mit Ihrer Hilfe kann er jedoch beschleunigt werden:

- Erklären Sie Ihr Verständnis für die Situation des Klienten.
- Besprechen Sie sich mit den Angehörigen.
- Zeigen Sie Respekt dem Klienten gegenüber.
- Strahlen Sie Professionalität bei Ihren Handlungen aus.
- Signalisieren Sie Gesprächsbereitschaft.
- Versuchen Sie nicht, »Ihr Ding« durchzuziehen.
- Nehmen Sie Wünsche und Anregungen Ihres Klienten an und setzen Sie sie, wenn möglich, um.
- Bieten Sie immer Ihre Hilfe an.
- Lassen Sie Ihrem Klienten die Zeit, sich mit der neuen Situation vertraut zu machen.

Tipp 69: Wie Sie eine Vertrauensbasis schaffen

Der Klient begibt sich gerade zu Beginn der ambulanten Pflege, bei Pflegedienstwechsel oder nach einem Krankenhausaufenthalt vertrauensvoll in Ihre Obhut.

Er vertraut darauf, dass Sie ihn gut versorgen, dass Sie respektvoll und gewissenhaft ihn, eventuell das Haustier und sein Heim pflegen. Seien Sie sich dieser »Vorleistung« Ihres Klienten bewusst und verdienen Sie sich das Vertrauen auch und beherzigen Sie zum Beispiel folgende Tipps:

- Sprechen Sie sich mit Ihrer Einsatzleitung ab, dass Sie möglichst lange zu Ihren Klienten kommen.
- Nehmen Sie sich ausreichend Zeit.
- Arbeiten Sie nach dem Prinzip der Bezugspflege.
- Versprechen Sie nichts, was Sie nicht halten können.

Tipp 70: Wie weit Ihre Hilfe gehen sollte

Grenzen Sie sich ab von den Sorgen und Nöten Ihrer Klienten, betreiben Sie aktiven Selbstschutz. Da Sie ganz nahe am und mit dem Klienten arbeiten, ist dies schwieriger als im Heim oder Krankenhaus. Bedenken Sie aber, dass Sie langfristig Kraft und Freude für Ihre Arbeit brauchen. Wenn Sie feststellen, dass Ihr Klient weitergehende Hilfen braucht (Betreuer, Therapeuten), dann informieren Sie Ihre Pflegedienstleitung darüber. Aber seien Sie auf keinen Fall die »Schwester für alle Fälle!«

Tipp 71: Betrachten Sie sich als Dienstleister

Auch wenn Sie oft eine große Nähe zu Ihren Klienten empfinden – betrachten Sie sich keinesfalls als »Tochter des Hauses«. Zwei Regeln sind hier wichtig:
- **Halten Sie sich auf alle Fälle bei Familienstreitigkeiten raus!**
  Auch wenn Sie denken, alle Hintergründe zu kennen. Sie können sich alles anhören, aber geben Sie keine Meinung oder Stellungnahme dazu ab. Beherzigen Sie das Sprichwort »Blut ist dicker als Wasser«, sonst geraten Sie schnell zwischen die Fronten.
- **Leihen Sie Ihren Klienten kein Geld!**
  Sie werden zu den Klienten geschickt, um die eingekauften Leistungskomplexe durchzuführen. Wenn Sie dies ordentlich und zuverlässig tun, haben Sie Ihr Soll erfüllt.

5   Arbeits- und Selbstschutz

Von Unfallschutz und Nadelstichen

Tipp 72: Welche Präventivmaßnahmen Sie zum Arbeitschutz einhalten sollten

- Tragen Sie immer Einmalhandschuhe, wenn Sie mit Körperflüssigkeiten in Berührung kommen könnten.
- Cremen Sie sich mindestens zweimal während Ihres Dienstes die Hände mit einer Handschutzcreme ein.
- Tragen Sie flache Schuhe mit rutschhemmender Sohle.
- Beachten Sie rückenschonende Arbeitstechniken.
- Benutzen Sie vorhandene Hilfsmittel. Erfragen Sie ggf. den Umgang und Einsatz.

- Halten Sie die Hygienevorschriften ein.
- Halten Sie die Termine des Betriebsarztes ein.
- Lassen Sie sich ggf. impfen

Tipp 73: Welche Arbeitsschutzmaßnahmen Ihr Arbeitgeber einhalten muss

- Stellen von Arbeitsmaterial wie Einmalhandschuhe (auch Spezialhandschuhe bei Allergien), Hautschutzcreme, Desinfektionsmittel usw.
- Regelmäßige Aufklärung und Weiterbildung über Arbeitsschutzmaßnahmen (vor allem Hygienemaßnahmen zum Eigenschutz)
- Benennung eines Arbeitsschutzbeauftragten
- Betriebsarzt oder Kooperation mit Arztpraxis

Tipp 74: Was Sie bei einem Arbeitsunfall tun können

Zu einem Arbeitsunfall gehören alle Unfälle, die Ihnen während der Arbeitszeit zustoßen. Auch Wegeunfälle. Und das sollten Sie im Falle eines Unfalles tun:
- Melden Sie den Arbeitsunfall so schnell wie möglich bei Ihrer Pflegedienstleitung oder Einsatzleitung.
- Suchen Sie einen Arzt auf.
- Beschreiben Sie für die Versicherung den Hergang des Unfalls.

Tipp 75: Was Sie bei einer Nadelstichverletzung tun können

- Stich- oder Schnittwunde zum Bluten anregen.
- Wunde mit alkoholhaltigem Desinfektionsmittel desinfizieren (Mittel muss in der Deutsche Gesellschaft für Hygiene und Mikrobiologie-Liste stehen).
- Wunde mit Verband schützen.
- Meldung an Pflegedienstleitung und/oder Bereitschaftsdienst machen.
- Nächstes Krankenhaus anfahren und Blut abnehmen lassen.
- Vorfall schriftlich festhalten.

»Bestmöglicher Schutz – für Beschäftigte und Patienten – wird durch Impfung beziehungsweise Auffrischung, durch konsequent hygienebewusstes Verhalten und durch stetige Nutzung der Persönlichen Schutzausrüstung (PSA) erzielt«, schreibt die Berufsgenossenschaft für Gesundheitsdienst und Wohlfahrtswesen (vgl. www.nadelstichverletzung.de).

6 Hygienemaßnahmen in der ambulanten Pflege

Von Händewaschen und Parasitenbefall

Tipp 76: Weshalb Sie Arbeitskleidung tragen sollten

Egal, ob Ihre Arbeitskleidung ein weißer Kittel ist oder ein Sweatshirt mit Firmenlogo, ob gekauft, gemietet oder geleast: Sie sollten spezielle Arbeitskleidung tragen. Bedenken Sie, dass auch das Schuhwerk zur Arbeitskleidung zählt.
Ihre Arbeitskleidung sollte folgende Kriterien erfüllen:
* Temperatur- und witterungsgerecht sein
* Bei mindestens 60 Grad waschbar
* Genügend Bewegungsfreiheit ermöglichen
* Demonstration der Zugehörigkeit zu Ihrer Firma

Ein weiterer Punkt, der für eine Arbeitskleidung spricht, ist, dass Sie die Reinigung und Pflege steuerlich absetzen können (Quittungen beim Lohnsteuerjahresausgleich einreichen).
Seit einigen Jahren kann Arbeitskleidung auch geleast werden. Eine entsprechende Firma stellt die Kleidung, kümmert sich um Pflege, Ersatz und Neuanschaffung für neue Mitarbeiter. Es kann vereinbart werden, wie häufig die gebrauchten Kleidungsstücke abgeholt werden.
Sie können auch entscheiden, nur Oberteile mit Ihrem Firmenlogo und dem Namen der Mitarbeiter anzuschaffen. Bei veränderter Konfektionsgröße wenden Sie sich an die Leasingfirma, diese kümmert sich um alles Weitere.

Tipp 77: Hygienische Grundmaßnahmen in der ambulanten Pflege

»Obwohl das Infektionsrisiko im Privathaushalt insgesamt deutlich niedriger ist als in medizinischen Einrichtungen, muss berücksichtigt werden, dass für ältere Menschen, für Personen mit bestimmten Vorerkrankungen sowie mit vorliegender Abwehr- oder Immunschwäche eine erhöhte Infektionsgefahr besteht« (Länderarbeitskreis zur Erstellung von Hygieneplänen nach § 36, 2003).
Zur Basishygiene gehört in der ambulanten Pflege die allgemeine Wohn- und Sanitärhygiene. Dazu zählen die regelmäßige und gründliche Wohnungs(feucht)reinigung, Staubwischen und -saugen, Spülen, Müllentsorgung und Wäschewaschen. Küchentücher und -schwämme sollten regelmäßig ausgetauscht bzw. erneuert werden.

Die Toilette sollte mit Tüchern oder Wischlappen gesäubert werden, die ausschließlich dafür verwendet werden und die regelmäßig so heiß wie möglich in der Waschmaschine gewaschen werden.

Vor allem der Händehygiene sollten Sie große Aufmerksamkeit schenken. Die Hände sind die häufigste Quelle für das Übertragen von Krankheitserregern! Eine gute Händehygiene besteht aus hygienischem Händewaschen und hygienischer Händedesinfektion. Gerade vor und nach dem Umgang mit Lebensmitteln sollten Sie sich gründlich die Hände waschen und selbstverständlich vor und nach jeder Tätigkeit am und mit dem Klienten.

Tipp 78: Was Sie bei ORSA und MRSA in der Häuslichkeit tun können

Tabelle 7: Hygieneplan bei ORSA und MRSA in der Häuslichkeit.

Gegenstand/ Maßnahmen	Durchführung	Anmerkungen
Kleidung, Wäsche, Bettwäsche, Textilien des Klienten	Im Zimmer in einem geschlossenen Behälter sammeln. Bei mind. 60° waschen. Textilien, die nicht bei 60° gewaschen werden können, in speziellen Wasch-/Desinfektionslösungen einweichen und anschließend bei der vorgeschriebenen Temperatur waschen.	Dosierung und Einwirkzeit beachten!
Geschirr, Besteck	Spülmaschine bei mind. 60°	
Hände des Mitarbeiters	Hygienische Händedesinfektion vor und nach dem Tragen von Handschuhen, nach dem Ablegen von Schutzkleidung, nach pflegerischen Handlungen, nach dem Verlassen der Wohnung.	
Hände des Klienten	Hygienische Händedesinfektion vor dem Aufenthalt in Gemeinschaftsräumen.	
Kleidung der Mitarbeiter	Bei pflegerischen Verrichtungen Schutzkittel anziehen. Im Zimmer des Klienten mit der Außenseite nach innen aufbewahren.	Das Tragen von Überschuhen ist nicht notwendig.

▶▶

Gegenstand/ Maßnahmen	Durchführung	Anmerkungen
Klientenzimmer, -wohnung betreten	Keine besonderen Maßnahmen notwendig. Das Tragen von Handschuhen ist ebenfalls nicht notwendig.	Kein spezielles Mittel notwendig.
Bad und Toilette	Nach Möglichkeit eine Toilette für den Klienten allein. Tägliche Desinfektion.	
Körperwaschung des Klienten	Schutzkittel und Handschuhe tragen.	
Wundverband, Sondenpflege, Tracheostomieversorgung und Absaugen	Schutzkittel tragen. Handschuhe tragen, diese danach sofort entsorgen. Händedesinfektion. Für weiter pflegerische Maßnahmen neue Handschuhe tragen.	
Bettenmachen	Das Tragen von Mund- und Nasenschutz ist ratsam.	
Schutzkleidung	Bei sichtbarer Kontamination verwerfen, sonst einmal wöchentlich wechseln.	
Kliententransport	Transportdienst und Zielort rechtzeitig über MRSA- oder ORSA-Infizierung informieren.	Termin möglichst am Ende der Sprechstunde vereinbaren.
Klientenwohnung reinigen	Handschuhe tragen. Für Wohn- und Schlafräume keine speziellen Mittel notwendig. Bad und Toilette täglich desinfizieren.	Dosierung und Einwirkzeit beachten!
Kontaminierte Arbeitsflächen	Nach Benutzung Scheuer-Wisch-Desinfektion.	Dosierung und Einwirkzeit beachten!
Hausmüll	Entsorgung in einem dicht verschlossenen Plastiksack.	
Medizinischer Müll	Sofortiges Verwerfen in geschlossenem Plastiksack. Weitere Entsorgung über den Hausmüll.	
Pflegehilfsmittel	Klientenbezogene Verwendung.	
Gebrauchsgegenstände	Nach Möglichkeit desinfizieren. Wenn nicht möglich: Entsorgung über Hausmüll.	

Tipp 79: Was Sie bei Läusen in der Häuslichkeit tun können

- Auskämmen der Läuse und Nissen im nassen Haar mit speziellem Nissenkamm. Das radikale Abschneiden der Haare ist nicht notwendig.
- Wäsche mit wirkstoffhaltigen Spezialshampoos (Wirkstoff: Malathion, Allethrin, Carbaryl usw.) waschen. Diese Wäsche muss nach einigen Tagen wiederholt werden, um alle Läuse in ihren unterschiedlichen Entwicklungsstadien zu erfassen.
- Wäsche bei 60 °C waschen.
- Vorbeugend keinen engen Körperkontakt mit befallenen/betroffenen Personen. Kein Verleihen von Bettwäsche, Mützen, Hüten usw.

Tipp 80: Was Sie bei Flöhen in der Häuslichkeit tun können

- Vollständiges und gründliches Absaugen von Fußböden, Teppichen, Polstermöbeln und Kissen. Besonders auf Scheuerleisten, Ecken und alle Stellen achten, an der sich Haustiere bevorzugt aufhalten.
- Staubsaugerbeutel in Plastikbeutel luftdicht verschließen und sofort beseitigen.
- Unterlagen in den Schlafstätten der Haustiere heiß waschen, reinigen oder vernichten.
- Wäsche mindestens 10 Minuten bei 60 °C waschen.
- Bei starkem Befall professionellen Kammerjäger bestellen.
- Bei Flohbefall des Menschen gründliche Körperreinigung.
- Tragen Sie bei jedem Einsatz in der Wohnung Schutzkleidung (Mantel, Überschuhe, Handschuhe und Haube), um einer Verschleppung vorzubeugen.
- Versuchen Sie den Klienten am Ende der Tour einzuplanen.
- Untersuchen Sie Ihre Kleidung, bevor Sie wieder ins Auto steigen.

7 Spezielle Situationen in der ambulanten Pflege

Von Stromausfall und Weihnachten

Tipp 81: Was Sie zum »Pflegeberatungsbesuch nach § 37 SGB XI« wissen sollten

Dieser Besuch wird auch »Pflegekontrollbesuch« oder »Qualitätssicherungsbesuch« genannt, findet bei Pflegebedürftigen mit der Pflegestufe I und II einmal halbjährlich und bei Pflegestufe III einmal vierteljährlich statt, wenn die Pflegebedürftigen anstelle der häuslichen Pflegehilfe ausschließlich Pflegegeld beziehen. »*Zudem soll bei der Planung für die Beratungsbesuche weitestgehend sichergestellt werden, dass der Beratungsbesuch bei einem Pflegebedürftigen möglichst auf Dauer von derselben Pflegefachkraft durchgeführt wird*« (SGB XI § 37, Abs. 4).

Wie Sie bei einem solchen Beratungsbesuch vorgehen sollen, ist leider nirgends beschrieben. Achten Sie auf

- die Sauberkeit der Wohnung (bei Bettlägerigen auch Badezimmer und Küche ansehen);
- die Sauberkeit der Kleidung;
- den Pflegezustand der Haut, der Füße einschließlich Fußnägel und Zehenzwischenräume, hinter den Ohren und Bauchnabel bei Bettlägerigen;
- die Hilfsmittel (ausreichender Vorrat von Inkontinenzmaterial, geeignete Hautpflegemittel);
- den Umgangston zwischen privater Pflegekraft und Pflegebedürftigen.

Lassen Sie sich erklären,
- wie bestimmte Handlungsabläufe durchgeführt werden;
- wie der Tagesablauf gestaltet ist;
- wie die Aufgaben verteilt sind, wenn sich mehrere Angehörige die Pflege teilen;
- wie viele Menschen die Pflege übernehmen;
- wer der Hauptansprechpartner ist;
- wie häufig die private Pflegeperson vor Ort ist, falls diese nicht im gleichen Haushalt lebt;
- ob die private Pflegekraft auch etwas für sich tut, z. B. einem Hobby nachgeht, um von der Pflegesituation abschalten zu können.

Bieten Sie bei Bedarf Beratung zu folgenden Themen an:
• Hilfsmitteln
• Hausnotruf
• Essen auf Rädern
• Angehörigenschulungen
• Selbsthilfegruppen für Angehörige
• Tagespflegeeinrichtungen
• Kurzzeitpflege
• Verhinderungspflege
• Essen auf Rädern, ehrenamtliche Besuchsdienste usw.
• Wohnraumanpassung
• Wechsel/Höherstufung der Pflegestufe

Tipp 82: Was Sie beim Umgang mit Klientengeld beachten sollten

Aufgrund der Übernahme des Einkaufs oder weil Sie ausnahmsweise eine Besorgung für Ihren Klienten machen, haben Sie mit Geld zu tun, das nicht Ihr eigenes ist. Auch wenn Sie für Ihre Firma in Vorauskasse treten, sind folgende Hinweise zu beachten:
• Keine Buchung, kein Kauf ohne Beleg.
• Lassen Sie sich Geldauszahlungen quittieren.
• Dokumentieren Sie jeden Vorgang nachvollziehbar und vollständig.
• Verwahren Sie das Geld in einer Geldbörse.
• Zählen Sie das Geld nach, bevor Sie etwas davon ausgeben.
• Zählen Sie das Wechselgeld nach.
• Nummerieren Sie die Belege.
• Lassen Sie sich für jeden Klienten einen eigenen Beleg geben.
• Geben Sie die Belege zeitnah ab.

Tipp 83: Was Sie bei der Begleitung zum Arzt beachten sollten

Folgende Fragen sollten Sie frühzeitig für einen reibungslosen Ablauf klären und mit dem Klienten absprechen. Wenn Sie einen Termin für den Klienten ausmachen, kündigen Sie in der Praxis an, dass Sie den Klienten begleiten und auf möglichst wenig Wartezeit hoffen. Klären Sie die folgenden Fragen:
• Wie kommen Sie zum Arzt und wieder zurück?
• Dürfen Sie den Klienten im Dienstwagen befördern?
• Passen Rollator, Rollstuhl oder sonstige Hilfsmittel ins Auto?
• Wer bezahlt das Taxi oder den Bus?
• Hat der Klient einen Beförderungsschein?

- Hat der Klient einen Schwerbehindertenausweis?
- Hat der Klient eine gültige Überweisung?
- Hat der Klient die Praxisgebühr für das Quartal schon gezahlt und einen entsprechenden Beleg darüber?
- Plant die Einsatzleitung Ihnen genügend Zeit für den Arztbesuch ein?

Am Tag des Arztbesuches:
- Hat der Klient alles dabei (Chipkarte, Lesebrille, Papiere)?
- Muss der Klient nüchtern sein?
- Ist der Klient Diabetiker? Ist mit einer langen Wartezeit zu rechnen? (Nehmen Sie etwas zu trinken mit)
- Müssen Sie anschließend noch woanders hin?
- Begleiten Sie den Klienten ins Untersuchungszimmer?
- Kann der Klient alle Fragen des Arztes selbstständig beantworten?
- Haben Sie für inkontinente Klienten evtl. Inkontinenzmaterial zum Wechseln mit?
- Müssen Sie die Dokumentation mitnehmen?

Tipp 84: Was Sie bei einem Stromausfall tun können

Vielleicht haben Sie das schon mal erlebt: Sie betreten auf Ihrer Spätdiensttour den dunklen Hausflur eines Mehrfamilienhauses, drücken auf den Lichtschalter, doch alles bleibt dunkel, weil der Strom ausgefallen ist? Vor Schreck oder Verwunderung ist man erst mal wie gelähmt und es fällt einem wenig ein, was zu tun ist. Hier meine Vorschläge:

- Klären Sie, ob der Stromausfall nur die Wohnung Ihres Klienten betrifft oder das ganze Haus und die Nachbarschaft.
- Betrifft es nur die Wohnung, erfragen Sie entweder beim Klienten oder falls nicht möglich, beim Hausmeister, wo der Sicherungskasten ist und legen Sie den Schalter um.
- Betrifft es das ganze Haus, erfragen Sie bei Nachbarn oder dem Hausmeister, ob der Stromanbieter schon verständigt wurde.
- Falls Sie eine Leistung erbringen müssen, zu der Sie Strom benötigen, fahren Sie den Klienten später erneut an.
- Wenn Sie es aus Sicherheitsgründen vertreten können, zünden Sie für den Klienten eine Kerze an oder stellen Sie eine Taschenlampe in Reichweite.
- Verständigen Sie frühzeitig die Einsatzleitung oder Pflegedienstleitung und klären Sie ab, ob bei Klienten, die Lagerungssysteme (z. B. Wechseldruckmatratzen) verwenden, weitere Einsätze zum Lagern notwendig sind.

Tipp 85: Was Sie ohne fließendes Wasser tun können

Normalerweise hängen frühzeitig Informationsbriefe im Hausflur oder am Schwarzen Brett aus, wenn das Wasser abgestellt wird. Bereiten Sie sich darauf vor:
- Sammeln Sie frühzeitig Wasser in Eimern, großen Töpfen und in der Badewanne.
- Evtl. müssen Sie den Klienten an diesem Tag früher oder später versorgen oder Ihre Tour umstellen.
- Führen Sie die Intimpflege mit Feuchttüchern und/oder Öl durch.
- Kochen Sie Kaffee oder Tee mit stillem Mineralwasser.
- Verlegen Sie Leistungen wie Putzen und Wäschewaschen auf einen anderen Tag in der Woche.

Tipp 86: Advent, Weihnachten und Silvester ambulant

Ähnlich wie in stationären Einrichtungen, gibt es auch in der ambulanten Pflege in der Regel für Mitarbeiter Urlaubssperre oder vorher die eindeutige Absprache, dass entweder Weihnachten oder Silvester und Neujahr der Dienst übernommen werden muss.

Angehörige besuchen an Weihnachten ihre Verwandten und verrichten dann hauswirtschaftliche Leistungen oder übernehmen das Kochen und Essenverabreichen. Manche Klienten besuchen auch ihre Angehörigen und sind über die Feiertage nicht zu Hause und können in dieser Zeit durch einen anderen Pflegedienst versorgt werden.

Diese Zeit des Jahres bedeutet für isolierte Klienten häufig, dass sie sich besonders einsam fühlen, während für Sie die Arbeit weitergeht. Beachten Sie deshalb Folgendes:
- Besorgen Sie im Rahmen der hauswirtschaftlichen Leistungen wie Einkaufen oder auch als Beschäftigungsmaßnahme bei psychosozialer Betreuung für Ihre Klienten (nach vorheriger Absprache) einen kleinen Tannenbaum oder Zweige, die Sie gemeinsam festlich schmücken.
- Vom Besprühen der Fenster mit Dekoschnee rate ich ab, wenn nicht geklärt ist, wer die Fenster nach dem Fest putzt. Es gibt jedoch Sticker mit weihnachtlichen Motiven, die sich rückstandsfrei entfernen lassen.
- Reden Sie über weihnachtliche Rituale.
- Bieten Sie an, eine Grußkarte im Namen Ihres Klienten an Angehörige, Verwandte und Bekannte zu schreiben und zu verschicken.
- Spielen Sie Weihnachtsmusik während des Einsatzes.

Tipp 87: Geburtstag des Klienten

Die meisten Pflegedienste lassen durch die Pflegekräfte kleine Präsente im Wert von circa fünf bis zehn Euro besorgen und die Pflegedienstleitung oder Geschäftsführung schickt eine Glückwunschkarte.

Notieren Sie sich am besten immer zum Monatsanfang, welcher Ihrer Klienten Geburtstag hat, dann vergessen Sie den Ehrentag nicht.

Hier einige Geschenkvorschläge, die Sie auch gern an die Angehörigen weitergeben können. Gerade bei Bettlägerigen fällt die Wahl eines Geschenks manchmal schwer. Einige Tipps:

- Blumen
- Schokolade
- Pralinen
- Torte
- Eis
- Gebrannte Mandeln vom Weihnachtsmarkt
- Bettwäsche
- Stoppersocken
- Geschlossene Hausschuhe
- Creme, Körperlotion
- Öl- oder Schaumbad
- (Duft-)Kerze
- Parfüm
- Duftöl und Duftlampe
- Große Uhr oder großer, übersichtlicher Kalender
- Memotafel
- Buch für Adressen und Telefonnummern
- Fotoalbum
- Bilderrahmen
- Lottoschein
- Rubbellos
- Kreuzworträtselbücher
- Zeitschriftenabo
- Hörbuch
- Technische Hilfsmittel, z. B. Telefon mit großen Tasten, sprechende Uhr/Wecker
- Persönliche Tasse
- Bildband über Heimatort
- Wärmedecke/Kuscheldecke
- Angorraunterwäsche

8 Notfälle in der ambulanten Pflege

Von verschlossenen Türen und Notarzteinsätzen

Tipp 88: Was Sie tun können, wenn der Klient nicht öffnet

Zur verabredeten Einsatzzeit klingeln Sie beim Klienten und warten darauf, dass Ihnen geöffnet wird. Sie denken sich noch:»Heute dauert es aber lange!«, klingeln noch mal – vielleicht hat der Klient Sie ja nicht gehört, weil er gerade auf Toilette war. Aber auch nach dem zweiten Klingeln wird nicht geöffnet. Jetzt sollten Sie stutzig werden.

Rufen Sie beim Klienten an, vielleicht schläft dieser nur. Bei schwerhörigen Klienten klingeln Sie und rufen ihn gleichzeitig an. Versuchen Sie, an die Wohnungstür des Klienten zu kommen, indem Sie bei Nachbarn klingeln.

Wenn Sie noch immer keine Reaktion erhalten, klären Sie folgende Fragen:

- Können Sie jemanden anrufen, der weiß, weshalb der Klient nicht öffnet?
- Kennen Sie jemanden (Nachbarn, Angehörige), der einen Wohnungsschlüssel hat?
- Geht der Klient noch selbstständig hinaus, zum Beispiel zum Arzt oder Einkaufen?
- Kann der Klient ohne Ihren Einsatz auskommen?
- Kennen Sie einen Grund, weshalb der Klient nicht öffnet?
- Öffnet der Klient häufiger nicht?
- Kann es sein, dass der Klient im Krankenhaus ist?

Können Sie alle Fragen mit Nein beantworten, melden Sie sich bei Ihrer Einsatzleitung, Pflegedienstleitung oder Rufbereitschaft und schildern Sie den Fall.

Tipp 89: Was Sie tun können, wenn der Klient bewusstlos in der Wohnung liegt

Sie kommen wie so oft in die Wohnung eines Ihrer Klienten und dieser liegt in der Küche oder im Wohnzimmer auf den Boden. Auf den ersten Blick können Sie nicht erkennen, was vorgefallen ist. Gehen Sie folgendermaßen vor:

- **Ansprechen/Anfassen.** Eventuell Schmerzreiz setzen. Reagiert der Klient nicht, ist er bewusstlos.
- **Atemkontrolle.** Atmet der Klient? Ist der Mund- und Rachenraum frei? Eventuell Zahnprothesen entfernen.
- **Stabile Seitenlage**

- **Notruf absetzen.** Situation am Telefon schildern. Bleiben Sie vor Ort, bis der Notarzt oder die Feuerwehr eintrifft. Schaffen Sie einen freien Raum um den Klienten, damit der Rettungsdienst sofort tätig werden kann.

Tipp 90: Was Sie tun können, wenn der Klient in seiner Wohnung gestürzt ist

- Fragen Sie nach Schmerzen.
- Fragen Sie, wann der Sturz geschehen ist.
- Inspizieren Sie die Haut auf Hämatome, Wunden, Blutungen etc.
- Bewegen Sie die Gelenke des Klienten durch.
- Rufen Sie den Arzt, wenn der Klient über Schmerzen klagt, fahren Sie ihn evtl. zum Röntgen ins Krankenhaus.
- Kontrollieren Sie die Pupillen, wenn der Klient auf den Kopf gestürzt ist (hier kommt die kleine Taschenlampe an Ihrem Schlüsselbund zum Einsatz).
- Kontrollieren Sie die Vitalzeichen.
- Fragen Sie nach Sturzhergang.
- Füllen Sie ein Sturzprotokoll aus.
- Rufen Sie evtl. eine Pflegefachkraft hin.
- Machen Sie evtl. einen zusätzlichen Kontrolleinsatz.
- Informieren Sie die Angehörigen bzw. den Rechtsbetreuer.

Lehnt der Klient die Krankenhauseinweisung trotz Ihres Rates ab, lassen Sie ihn unterschreiben, dass er auf eigene Verantwortung lieber daheim bleiben möchte, Sie ihm aber dazu geraten haben, ärztliche Hilfe in Anspruch zu nehmen.

Tipp 91: Was Sie tun können, wenn der Klient einen cerebralen Krampfanfall hat

- Bewahren Sie Ruhe.
- Achten Sie darauf, dass der Klient sich nicht an Möbeln, Heizkörpern usw. zusätzlich verletzt.
- Rufen Sie den Notarzt.
- Bleiben Sie vor Ort.
- Machen Sie sich bemerkbar, damit der Notarzt Sie und den Klienten schnell findet (Wohnungstür öffnen).
- Räumen Sie um den Klienten die Möbel zur Seite, damit der Notarzt und seine Helfer ausreichend Platz haben.
- Beobachten Sie den Klienten.

- Achten Sie auf die Dauer des Krampfanfalls.
- Schreiben Sie während der Behandlung durch den Notarzt die Pflegeübergabe und packen Sie eine Tasche mit Toilettenartikel fürs Krankenhaus.
- Erkundigen Sie sich, in welches Krankenhaus der Klient gebracht wird.
- Informieren Sie die Pflegedienstleitung oder Einsatzleitung über die Krankenhauseinlieferung.

9 Mobilität und Fuhrparkmanagement

Von Autowäsche und Strafzetteln

Tipp 92: Was Sie bei Ihrem Fahrverhalten beachten sollten

Auf den Fahrzeugen der ambulanten Pflegedienste steht, für welchen Dienst Sie unterwegs sind, denn Sie sollen repräsentieren und neue Kundschaft werben. Gerade an ungemütlichen Sonntagmorgen sehe ich fast ausschließlich ambulante Dienstfahrzeuge durch die Stadt fahren und mache mir oft so meine Gedanken:
- Wie umsichtig/verantwortungsbewusst ist ein Mitarbeiter, wenn er mit überhöhter Geschwindigkeit vor allem an Schulen und Kindergärten vorbeirast?
- Unter welchem Zeitdruck steht ein Mitarbeiter, wenn er deutlich zu schnell von A nach B unterwegs ist?
- Wie gestresst muss ein Mitarbeiter dieses Pflegedienstes sein, dass er im Auto an einer roten Ampel seine Pausenmahlzeit isst?
- Wie hygienisch, sauber und korrekt arbeitet ein Mitarbeiter, dessen Auto von oben bis unten völlig verdreckt ist?
- Wie ordentlich ist der Mitarbeiter, wenn im Innenraum des Wagens der Aschenbecher überquillt und diverse Papiere und Getränke auf dem Beifahrersitz liegen?
- Wie einfühlsam und belastbar ist ein Mitarbeiter, wenn er die Musik auf Diskolautstärke aufdreht?

Tipp 93: Welche Bußgelder und Ordnungswidrigkeiten
Sie kennen sollten

Nicht nur potenzielle Neukunden, sondern auch die Polizei und das Ordnungsamt »kümmern« sich um Ihren Fahrstil. Hier nur ein paar Beispiele, wie Sie Ihr verdientes Geld wieder loswerden können:

Tabelle 8: Ordnungswidrigkeiten und Bußgelder (vgl. www. Bußgeldkatalog. de).

Ordnungswidrigkeit	Bußgeld
Halten in »zweiter Reihe«	15 bis 20 Euro
Unberechtigt auf Schwerbehinderten-Parkplatz geparkt	35 Euro
Parken auf Geh- und Radwegen, im Bereich von scharfen Kurven	15 bis 25 Euro
Bei laufendem Motor ein Handy zur Benutzung in die Hand genommen	40 Euro, 1 Punkt
Im Winter mit Sommerreifen gefahren	20 bis 40 Euro, 1 Punkt
Sicherheitsgurt während der Fahrt nicht angelegt	30 Euro
Vorgeschriebenes Ausweispapier, Führerschein nicht mitgeführt oder auf Verlangen nicht ausgehändigt	10 Euro
Fehlende winterliche Ausrüstung des Wagens, z. B. keine Winterreifen oder fehlendes Frostschutzmittel.	20 Euro

Für das Fahren mit Flip-Flops gibt es (noch) kein Bußgeld. Verursachen Sie jedoch einen Unfall, kann die Versicherung die Übernahme der Schadenkosten verweigern, was sehr viel teurer werden kann als ein übliches Bußgeld. Abgesehen von einem Autounfall wird Ihnen wohl auch keine Entschädigung durch die Versicherung zukommen, wenn Sie einen Arbeitsunfall wegen Flip-Flops haben. Dass Sie nicht unter Alkohol- oder Drogeneinfluss stehen sollten, wenn Sie Auto fahren, versteht sich eigentlich von selbst, oder?

Tipp 94: Was Sie über das Führen des Fahrtenbuches wissen sollten

Das Führen eines Fahrtenbuchs geschieht in ambulanten Pflegediensten meist freiwillig und dient der eigenen Kontrolle und Übersicht, wer wann welchen Wagen gefahren hat. Es dient als Hilfsmittel bei der Kostenkontrolle.

Im Fahrtenbuch wird Folgendes vermerkt:
• Datum
• Abfahrtszeit
• Kilometerstand bei Abfahrt
• Grund der Fahrt
• Ankunftszeit
• Kilometerstand bei Ankunft
• Evtl. Parkplatz des Autos
• Handzeichen bzw. Unterschrift des Fahrers

Zudem können noch die Daten der letzen Wagenwäsche, Ölstand- und Reifendruck-kontrolle usw. vermerkt werden.

Tipp 95: Was Sie bei einem Autounfall tun müssen

»Wenn die Polizei bei einem Blechschaden nicht kommt, erspart das lästige Wartezeit an der Unfallstelle. Außerdem spart man das Bußgeld, das normalerweise für die Ver-ursachung eines Unfalls bezahlt werden muß. Generell gilt aber: Wenn Personen ver-letzt wurden, Verdacht auf Alkoholkonsum oder Unfallvortäuschung besteht, die Schuldfrage strittig ist oder Fahrerflucht begangen wurde, sollten die Unfallgeschä-digten auf jeden Fall die Polizei einschalten. Da die Polizei bei Kleinschäden nur eine vereinfachte Schadenfeststellung macht, also keine Beweisaufnahme erfolgt, um den Unfallhergang zu rekonstruieren, können Unfallbeteiligte auch selbst ein Protokoll aufnehmen. Dafür gibt es einige Regeln. Jürgen Linker, Polizeihauptkommissar im Polizeipräsidium Frankfurt/Main, erklärt, worauf man achten sollte: »Unfallbericht anfertigen, die Gefahrenstelle zügig räumen und die Personalien sowie die Versiche-rungsdaten austauschen.« Wichtig hierbei ist eine einwandfreie Aufnahme der per-sönlichen Daten durch Führerschein, Personalausweis und Fahrzeugschein. Eine Weg-werfkamera im Handschuhfach hilft bei der Darstellung des Schadens. Zum einfachen Austausch von Versicherungsdaten stellen einige Kfz-Versicherungen Ihren Kunden eine Schadenkarte zur Verfügung, die dem Unfallgegner bei Bedarf ausgehändigt wird. Als weitere Serviceleistung hält beispielsweise die DA Direkt auch einen Europäi-schen Unfallbericht zur Dokumentation des Unfallhergangs bereit.«
(vgl. www.versicherungsnetz.de 2006).

Eine festgelegte Reihenfolge darüber, was nach einem Autounfall zu tun ist, gibt es nicht. Getan werden sollte Folgendes:

- Unfallstelle durch Einschalten der Warnblinkanlage und Aufstellen des Warndrei-ecks ca. 50 bis 150 Schritte vom Unfallort absichern.
- Fragen, ob den Unfallbeteiligten etwas passiert ist.
- Amtliches Kennzeichen, Namen und Anschriften der beteiligten Fahrer notieren.
- Ausweispapiere zeigen lassen.
- Ort, Zeit, Wetter- und Lichtverhältnisse des Unfalls notieren.
- Namen und Anschriften von Unfallzeugen aufnehmen.

- Polizei und Krankenwagen rufen.
- Erste Hilfe leisten.
- Unfallbericht ausfüllen, mit Unfallskizze, evtl. Fotos machen.
- Kein vorschnelles Schuldbekenntnis abgeben.
- Büro oder Bereitschaftsdienst anrufen, damit Klienten übernommen werden können bzw. über späteres Eintreffen informiert werden.

(vgl. GDV – Gesamtverband der deutschen Versicherungswirtschaft e. V. Stand 08/2001; ARD Ratgeber Auto-Verkehr vom 10. Februar 2006)

Tipp 96: Was Sie zum Thema Autopflege wissen sollten

Auch wenn es nicht Ihr Wagen ist, sollten Sie doch als Fahrer des Wagens und als Angestellte der Firma darauf achten, dass der Wagen gepflegt ist. Dies zählt zu Ihrer Arbeitszeit und ist, wenn Sie folgende Hinweise beachten, ganz einfach:

- Die einfache Wagenwäsche ist ausreichend, eine Spezialwäsche ist nicht notwendig.
- Sie können bis null Grad eine Waschanlage benutzen. Kleben Sie aber die Türschlösser mit Klebeband ab und trocknen Sie nach der Autowäsche die Gummidichtungen der Türen mit einem Tuch ab.
- Waschen Sie das Auto regelmäßig, vor allem im Winter, wenn Salze den Lack angreifen können.
- Achten Sie auf funktionierende Scheibenwischerblätter.
- Benutzen Sie spezielle Frostschutzmittel, auf keinen Fall Glyzerin oder andere Hausmittel.
- Wenn das Auto häufig den Fahrer wechselt, sollten Sie vor Fahrtbeginn um das Auto gehen und nach Beulen, Lackschäden oder Haarrissen in den Scheiben Ausschau halten.
- Achten Sie auf die Füllstände der WOLKE = **W**asser, **O**el, **L**uft (bzw. Reifendruck), **K**raftstoff, **E**nergie (Batterie).

Reparaturen und Instandhaltungsarbeiten zählen jedoch nicht zu Ihren Aufgaben, das ist Sache des Fahrzeughalters.

10 Kommunikationsmittel

Von Handykosten und Übergabebüchern

Tipp 97: Einsatzablaufplan bei speziellen Klienten

Wie bereits kurz in Tipp 10, erwähnt können Sie für Ihre Kollegen stichpunktartig aufschreiben, wie Sie bei einzelnen Klienten am besten vorgehen, damit man alles richtig macht und der Klient kooperativ ist.

Ein Einsatzablaufplan kann zum Beispiel so aussehen:

* Ein Hörnchen vom Bäcker nebenan mitbringen.
* Zweimal kurz klingeln, erst dann aufschließen.
* Licht im Flur genügt.
* Kaffee aufsetzen, zwei Tassen (sehr schwach).
* Klient begrüßen, liegt im Bett (Flur geradeaus, letztes Zimmer).
* ...

Zurzeit werden in Bayern in einem Modellprojekt zum Abbau der Bürokratisierung der Pflegedokumentation »Tagesstrukturierte Pflegeplanungen« geschrieben, die meiner Meinung nach Einsatzablaufplänen ähnlich sind. Ein Einsatzablaufplan macht viel Arbeit, aber er erleichtert demjenigen, der den Klienten nicht kennt, die Arbeit am und mit dem Klienten ungemein.

Tipp 98: Wie Sie Ihre Handykosten reduzieren können

Mittlerweile funktioniert die ambulante Pflege nicht mehr ohne Handy. Klären Sie am besten vor Diensteintritt bzw. vor Unterschrift des Arbeitsvertrags, ob Ihnen ein Diensthandy gestellt wird (inklusive Aufladegerät und Freisprecheinrichtung) oder ob Sie mit Ihrem Privathandy telefonieren müssen.

Ist Letzteres der Fall, sprechen Sie mit Ihrem Arbeitgeber ab, dass Sie entweder einen Pauschalbetrag für jedes Telefonat bekommen oder beantragen Sie einen Einzelverbindungsnachweis bei Ihrem Mobilnetzanbieter (kostet teilweise Aufpreis) und geben Sie diesen regelmäßig bei Ihrem Arbeitgeber ab, damit er die Kosten übernimmt, die Ihnen im Namen des Pflegedienstes entstanden sind. Private Nummern sollten Sie schwärzen.

Fragen Sie Ihre Klienten, ob Sie bei ihnen telefonieren können, sofern die Gespräche Ortsgespräche sind und den Klienten betreffen.

Wenn es um Ihre Erreichbarkeit geht, so weiß die Einsatzleitung, zu welcher Zeit Sie bei welchem Klienten sind und erreicht Sie dort. Sie können auch Ihr Privathandy für SMS bereitstellen. Sollen Sie erreicht werden, so bekommen Sie eine SMS mit der Bitte um Rückruf, was Sie evtl. auch vom Telefon des Klienten (Rücksprache!) tun können.

Tipp 99: Übergabebuch/Tourenübergabe

In manchen Pflegediensten gibt es umfangreiche Bücher, in denen zusätzlich zur Dokumentation vor Ort zu allen Klienten Besonderheiten und Zustandsveränderungen notiert werden. Das ist unsinnig. Für diese Einträge sollten Sie die Pflegedokumentation des Klienten nutzen. So vermeiden Sie Doppeldokumentationen.

Termine, Arztbesuche, abgesagte Einsätze, Besorgungen für Klienten usw. können Sie jedoch in einem gesonderten Buch notieren.

Eine Übergabe an Ihre Nachfolgerin sollte jedoch stattfinden. Damit auch weniger auffällige Klienten nicht »untergehen« oder gewohnte Rituale weitergeführt werden können, sollten Sie sich bei der Übergabe auf ein Schema einigen:

Sie können auf selbstentworfenen Formularen, die bei Mitarbeiterwechseln auszufüllen sind, die wichtigsten Punkte zu jedem Klienten aufschreiben. Sie könnten aber auch Ihr Notizheft (sofern Sie es regelmäßig führen) weitergeben. Erledigte Dinge streichen Sie einfach durch.

Im Übergabebuch kann Folgendes stehen:

- Reihenfolge der Klienten mit gewünschter bzw. tatsächlicher Ankunftszeit
- Tipps zum Parken
- Spezielle Wünsche der Klienten
- Leistungsänderungen
- Evtl. benötigte Materialien
- Anfallende Termine, Geburtstag des Klienten
- Eingeleitete Maßnahmen bei Zustandsveränderung

Tipp 100: Wie Sie sich Schreibarbeit sparen können

Sie schreiben während Ihrer Arbeit ziemlich viel und meist per Hand, z. B. die Pflegedokumentation, die Übergabe, eigene Notizen, Hinweise für Angehörige, usw. Verschaffen Sie sich ein wenig Erleichterung:

- Fragen oder Anträge können Sie auch per Telefon klären.
- Was Sie selbst erledigen, müssen Sie niemandem aufschreiben.
- Heben Sie alle Infos auf, bis sie nicht mehr aktuell sind.
- Sammeln Sie alle Infos zu einem Vorgang in einem Umschlag oder in einer Hülle, dann ist alles zusammen und nachvollziehbar. Datum nicht vergessen!

- Nutzen Sie für häufige Tätigkeiten Kopiervorlagen, in die Sie nur bestimmte Daten und Namen einfügen müssen.
- Nutzen Sie für häufig verwendete Begriffe Abkürzungen, die Sie zuvor gemeinsam im Pflegedienst festgelegt haben, z. B. »VO« für »Ärztliche Verordnung«, »PP« für »Pflegeplanung«, »EB« für »Erstbesuch«.
- Benutzen Sie einen Stempel für Datum und Adresse des Pflegedienstes (bekommen Sie im Büro).
- Lassen Sie sich Visitenkarten machen und überreichen Sie diese z.B. bei Erstbesuchen.

Schlusswort

Werden/Bleiben Sie eine ambulante Pflegekraft

Die ambulante Pflege ist ein umfangreiches Arbeitsfeld. Es geht nicht nur um Körperpflege und Einkaufen, Saubermachen und Beschäftigen. Auch scheinbar alltägliche Aufgaben müssen mit Professionalität und Sensibilität angegangen und durchgeführt werden. Schließlich dient alles einem guten Ziel:

»Die Pflegeversicherung soll mit ihren Leistungen vorrangig die häusliche Pflege und die Pflegebereitschaft der Angehörigen und Nachbarn unterstützen, damit die Pflegebedürftigen möglichst lange in ihrer häuslichen Umgebung bleiben können. Leistungen der teilstationären Pflege und der Kurzzeitpflege gehen den Leistungen der vollstationären Pflege vor« (SGB XI, § 3).

Die meisten älteren Menschen wünschen sich, so lange wie möglich im eigenen Heim bleiben zu können. Sie arbeiten daran mit, dass sich dieser Wunsch erfüllt! Seien Sie also ruhig ein wenig stolz auf das, was Sie leisten – Ihre Arbeit dient nicht nur Ihrem Gelderwerb oder dem Kostensenkungsprogramm der Regierung, sondern vor allem dem pflegebedürftigen Menschen und seinem Wunsch, in den eigenen vier Wänden zu bleiben.

Ambulante Pflegekräfte sind gesuchte Mitarbeiter und der ambulante Dienst ist durchaus attraktiv. Inzwischen haben das auch die Gesetzgeber erkannt und die ambulanten Pflegedienste als Ausbildungseinrichtungen während der Pflegeausbildung ausdrücklich in den neuen Ausbildungsrichtlinien genannt. Wenn Sie sich mit der Frage befassen, ob Sie ambulante Pflegekraft werden oder bleiben wollen, kann Ihnen Tabelle 9 ein wenig dabei helfen:

Tabelle 9: Vor- und Nachteile der ambulanten Pflege.

Vorteile	Nachteile
Selbstständiges Arbeiten	Wenig Teamarbeit
Hohe Verantwortung	Hohe Verantwortung
1:1-Betreuung während des Einsatzes	Antipathie zu Klienten
Kontakt und Zusammenarbeit mit anderen Berufsgruppen liegt in Ihrer Hand	Konflikte
Abwechslungsreiches Arbeiten fördert Flexibilität	Wenig Konstanz
Sie lernen die Pflegebedürftigen in deren Zuhause intensiver kennen	Erschwerte Abgrenzung durch engeren Kontakt (z. B. Familie lebt oft mit Pflegebedürftigem zusammen)
Individuelle Pflege möglich	Sie sind nur Gast und können nur Beraten, der Klient entscheidet
Service- und Dienstleistungsgedanke wird gelebt	Ausnutzung durch den Klienten möglich
Gestärkte Abwehrkräfte durch Abhärtung/keine bis wenig Ansteckung im Team	Bei Wind und Wetter draußen sein, Krankheitsanfälligkeit kann sich witterungsbedingt erhöhen
Intensive Kenntnisse rund ums Gesundheitssystems	Schwierige finanzielle Situationen des Klienten
Veränderte Zeiteinteilung lässt Sie zum Organisationstalent werden	Termindruck
	Erhöhte Schnittstellenproblematik aufgrund vieler Berufsgruppen, die an der Pflege beteiligt sind

Literatur

Baumgartner, L.; Kirstein, R.; Möllmann, R. (Hrsg.) (2003): Häusliche Pflege heute. 1. Auflage. München, Jena.

Bundesministerium für Arbeit und Soziales (1994): Arbeitszeitgesetz.
http://bundesrecht.juris.de/arbzg/__4.html. (16. 11. 2006)

Bundesministerium für Gesundheit (2006): Was versteht man unter Heilmitteln?
www.die-gesundheitsreform.de/themen_az/fragen_antworten/heilmittel/
definition_heilmittel.html. (16.11.2006)

Bundesministerium der Justiz (1964): Strafgesetzbuch.
www.gesetze-im-internet.de/stgb/__202.html. (16.11. 2006)

Bundesministerium der Justiz (1964): Grundgesetz.
www.gesetze-im-internet.de/gg/BJNR000010949.html. (16. 11. 2006)

Bundesministerium für Justiz (2005): Sozialgesetzbuch. 32. Auflage. München.

Bundesverband Hausnotruf (2005): Hausnotruf.
www.bv-hausnotruf.de/. (16. 11. 2006)

Bürger, B. (2005): Sex im Alter.
www.netdoktor.de/sex_partnerschaft/fakta/sex_alter.htm. (16. 11. 2006)

Deutsches Netzwerk für Qualitätsentwicklung in der Pflege (Hrsg.) (2006):
Expertenstandard

Sturzprophylaxe in der Pflege. Osnabrück.

Forum Besser Hören (2006): Fünf Minuten täglich – Hörsysteme sind pflegeleicht.
www.forum-besser-hoeren.de/index.php?id=53. (16.11. 2006)

König, J. (2006): 100 Fehler bei der MDK-Prüfung. 2. Auflage. Hannover.

Kleinevers, S. (2004): Sexualität und Pflege. Bewusstmachung einer verdeckten
Realität. Hannover.

Länder-Arbeitskreis zur Erstellung von Hygieneplänen nach § 36 (2003):
Rahmen-Hygieneplan für ambulante Pflegedienste.
www.thueringen.de/imperia/md/content/tllv/medizinaluntersuchung/hyg_plan_
ambulante_pflegedienste_thuer_endfass.pdf, S. 3. (16.11. 2006)

Strandberg, T. (1990). Arbet och hälsa

Hellmann, S.; Trumpke-Oehlhorn, M. (2005): Die tagesstrukturierte Pflegeplanung.
Hannover.

Grond, E. (2005): Pflege Demenzkranker. 3. Auflage. Hannover.

Uphoff, H. (2006): Podologie.
www.diabsite.de/infos/lexikon/lexikon-o-z.html#p. (16. 11. 2006)

Zhuang et. al. (1999) : Biomechanical evaluation of assistive devices for transferrring
recidents. Applied Ergonomics 30, S. 285-294.

Register

Martina Hasseler • Martha Meyer (Hrsg.)

Ambulante Pflege: Neue Wege und Konzepte für die Zukunft

Professionalität erhöhen –
Wettbewerbsvorteile sichern

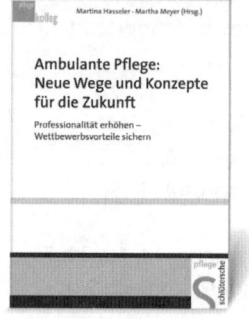

pflege kolleg
2004. 172 Seiten, 14,8 x 21,0 cm, kartoniert
ISBN 978-3-87706-727-7
€ 18,90

Ein praxisnaher Ratgeber mit konkreten Beispielen und Anleitungen: Aufbau, Entwicklung und Erprobung von pflegerischen und gesundheitlichen Dienstleistungen in Versorgungsnetzwerken, die Weiterentwicklung der Pflegefachkräfte bei Beratung, Schulung, Unterstützung und Patientenedukation, komplementäre Betreuungsangebote für Demenzkranke.

»Das Buch vermittelt Impulse, wie die Zukunft Häuslicher Pflege aktiv gestaltet werden kann. Das Themenspektrum reicht von freiwilligen Engagement bis hin zu regionalen Netzwerken.«   *CAREkonkret*

Hannelore Josuks

Primary Nursing: Ein Konzept für die ambulante Pflege

Ein Leitfaden zur Implementierung eines neuen Pflegesystems

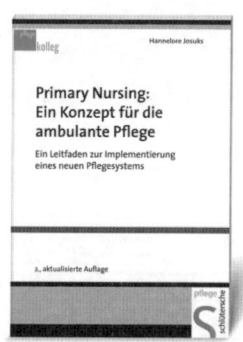

2., aktualisierte Auflage

pflege kolleg
2008. 136 Seiten, 14,8 x 21,0 cm, kartoniert
ISBN 978-3-89993-209-6
€ 14,90

Pflege soll ein Höchstmaß an Qualität mit immer weniger Zeit und Personal leisten. Bei diesem Spagat hilft Primary Nursing. Dieser Ratgeber bietet ein bewährtes Konzept für die konkrete Umsetzung von Primary Nursing in der ambulanten Pflege. In der Neuauflage berichten drei ambulante Einrichtungen über ihre Erfahrungen mit dem Modell.

»Das Buch ist eine wertvolle Ergänzung zu den theoretischen Standardwerken, da es konkrete Vorschläge zur Einführung von PN macht, aber dabei die möglicherweise auftretenden Schwierigkeiten nicht vernachlässigt.« *www.pflegethemen.de*

Stand März 2009. Änderungen vorbehalten.

schlütersche

Sonja Fröse

Was Qualitätsbeauftragte in der Pflege wissen müssen

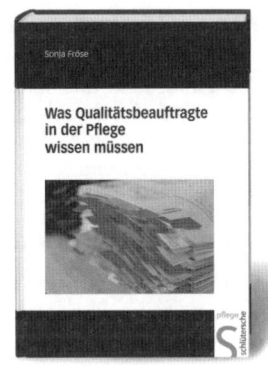

2008. 192 Seiten, 17,3 x 24,5 cm, Hardcover
ISBN 978-3-89993-207-2
€ 29,90

Dieses Buch ist ein kurz gefasster Leitfaden für Qualitätsbeauftragte in der Pflege, der den Alltag erheblich
erleichtert. Ob Ein- oder Aufsteiger: Kurz und kompakt
vermittelt die Autorin alle notwendigen Kenntnisse für
das Qualitätsmanagement: tägliche Aufgaben, Auswertungen und Statistiken, Infor-
mationsbeschaffung, Mitarbeiterführung, Planung und Organisation.

Alle Fragen zur ISO-Zertifizierung beantwortet ein Interview mit einem Auditor. Zahl-
reiche Tabellen und Formularvordrucke machen die theoretischen Angaben anschau-
lich und verständlich.

Barbara Messer

Tägliche Pflegeplanung in der ambulanten Pflege

Beispiele und Lösungen

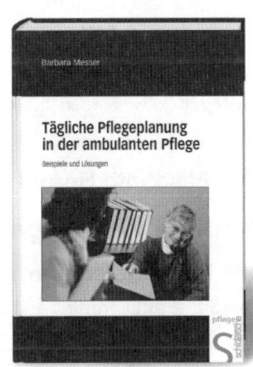

2003. 288 Seiten, 19 Abbildungen, 30 Tabellen,
17,3 x 24,5 cm, Hardcover
ISBN 978-3-87706-711-6
€ 19,90

Barbara Messer stellt konkrete Beispiele vor, um die
Pflegeplanung anhand der FEDL detailliert zu beschrei-
ben. Ihr Buch hilft, Probleme bei der Pflegedokumentation zu lösen. Es bietet prak-
tische Formulierungsbeispiele und zeigt, wie die Pflegeplanung in der ambulanten
Pflege auch wirklich das abbildet, was geleistet wurde.

»Ein gutes Buch für vor Ort tätige Pflegekräfte als auch für die Pflegeausbildung.«
Häusliche Pflege

Stand März 2009. Änderungen vorbehalten.

schlütersche

Das Standardwerk für die Ambulante Pflege

»So umfassend und fundiert gibt es ambulante Pflege wohl nirgends sonst zum Lesen, Nachschlagen – und Beherzigen.«   *Forum Sozialstation*

M. Helgard Brunen • Eva Elisabeth Herold (Hrsg.)

Ambulante Pflege

Die Pflege gesunder und kranker Menschen

Band 1: Grundlagen – Ganzheitliche, integrative Pflege
2., überarbeitete und ergänzte Auflage

2001. 584 Seiten, 137 Fotos, 13 Tabellen,
74 Strichzeichnungen, 25 Grafiken, 17,3 x 24,5 cm, Hardcover
ISBN 978-3-87706-571-6, € 49,90 (UVP)

Ursula Immenschuh • Jutta Scheele-Schäfer • Claudia Spahn (Hrsg.)

Ambulante Pflege

Die Pflege gesunder und kranker Menschen

Band 2: Wissenschaftlich fundiertes Pflegehandeln bei ausgewählten Krankheitsbildern
2., vollständig neu bearbeitete Auflage

2005. 516 Seiten, 17,3 x 24,5 cm, Hardcover
ISBN 978-3-89993-127-3, € 49,90

Eva Elisabeth Herold (Hrsg.)

Ambulante Pflege

Die Pflege gesunder und kranker Menschen

Band 3: Familienpflege – Management – Bildung
2., überarbeitete und ergänzte Auflage

2002. 928 Seiten, 249 Abbildungen, 17,3 x 24,5 cm, Hardcover
ISBN 978-3-87706-664-5, € 49,90 (UVP)

Paketpreis bei geschlossener Abnahme aller drei Bände
ISBN 978-3-89993-132-7, € 125,– (UVP)

Stand März 2009. Änderungen vorbehalten.

— schlütersche —